PREMIER CONTACT

traitement de courte durée pour les jeunes usagers d'alcool et de drogues

Le programme Premier contact a été conçu et rédigé par :

Curtis Breslin

Kathy Sdao-Jarvie

Elsbeth Tupker

Shelly Pearlman

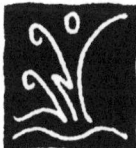

Centre for Addiction and Mental Health

Centre de toxicomanie et de santé mentale

Centre de santé mentale de la rue Queen

Fondation de la recherche sur la toxicomanie

Institut Donwood

Institut psychiatrique Clarke

Premier contact
Traitement de courte durée pour les jeunes usagers
d'alcool et de drogues

Pour obtenir des renseignements sur les ressources du Centre de toxicomanie et de santé mentale ou pour passer une commande, veuillez communiquer avec le :

Service du marketing et des ventes
Centre de toxicomanie et de santé mentale
33, rue Russell
Toronto (Ontario)
Canada M5S 2S1
Tél. : 1 800 661-1111 ou 416 595-6059 à Toronto
Courriel : marketing@camh.net

Site Web : www.camh.net

Remarque : Pour faciliter la lecture de ce manuel, le masculin est pris dans sa forme générale et englobe le féminin.

2268 REV / 08-01 / 200   PG099

Available in English under the title:
First Contact: A Brief Treatment for Young Substance Users

Remerciements

L'équipe du projet tient à remercier les personnes suivantes pour l'aide et les conseils qu'elles ont généreusement donnés lors de l'élaboration de ce guide et de la documentation clinique :

Le programme Premier contact a été élaboré et rédigé par :

Curtis Breslin
Kathy Sdao-Jarvie
Elsbeth Tupker
Shelly Pearlman

Avec l'aide de :

Joanne Shenfeld
Colleen Kelly
Farzana Doctor
Gloria Chaim
Kathryn Baverstock
Selina Li
Virginia Ittig-Deland

Équipe de consultation formée de jeunes :

Carina Cucci
Gitan Ramjee
Stephanie Randall
Christie Thickett
Holly Trimnell
Paul Bruno

Correction-révision :

Sue McCluskey

Traduction :

Marie Rahman

Élaboration, conception et production du guide :

Julia Greenbaum
Nancy Leung
Eva Katz
Mary Quartarone

Équipe d'évaluation :

Selina Li
Virginia Ittig-Deland

Comité consultatif, groupe de coordination et de direction de la jeunesse de l'Ontario :

Jean Gagné, *Maison Fraternité, Vanier*
Ellie Jenks, *CHOICES: Drug and Alcohol Counselling for Youth, Owen Sound*
Dave Roy, *CHOICES: Drug and Alcohol Counselling for Youth, Owen Sound*
Mary Nemeth, *Haldimand-Norfolk Addiction Services, Simcoe*
Bob Pollack, *Service d'évaluation de la toxicomanie d'Ottawa-Carleton, Ottawa*
Peter McKenna, *Service d'évaluation de la toxicomanie d'Ottawa-Carleton, Ottawa*
Paul Welsh, *Rideauwood Addiction and Family Services, Ottawa*
Joan Leadbeater-Graham, *Rideauwood Addiction and Family Services, Ottawa*
Diane Walker, *Smith Alcohol and Drug Dependency Clinic, Thunder Bay*

Sites-témoins :

Programme jeunesse, Fondation de la recherche sur la toxicomanie, une division du Centre de toxicomanie et de santé mentale
Service d'évaluation de la toxicomanie d'Ottawa-Carleton
Maison Fraternité

Les personnes suivantes ont donné leurs commentaires sur les ébauches :

Jean Gagné
Clara Panarella
Bob Pollack
Marilyn Herie
Lynn Watkin-Merek
Marla Banning
Andrew Drake
Kathy Kilburn
Darryl Upfold
Jane Fjeld

Équipe principale du projet :

Curtis Breslin
Elsbeth Tupker
Kathy Sdao-Jarvie
Shelly Pearlman
Julia Greenbaum

Table des matières

Le programme

Introduction

QU'EST-CE QUE LE PROGRAMME PREMIER CONTACT ?

Le programme *Premier contact* est conçu pour les adolescents et les jeunes adultes qui prennent de l'alcool et de la drogue. Dispensé en consultations externes, ce programme combine la thérapie cognitivo-comportementale avec les techniques d'entrevue motivationnelle. Il peut servir de «première étape» pour les jeunes aux prises avec des problèmes d'alcool ou de drogue, en ce sens qu'il peut les motiver à changer avant même que leurs besoins plus spécialisés ou à long terme ne soient considérés.

Le programme peut également servir d'intervention à part entière pour les jeunes qui ont besoin d'une aide de courte durée pour changer, ou pour les jeunes qui terminent un traitement tôt et qui désirent suivre seulement quelques séances. Tout comme les interventions motivationnelles utilisées pour les adultes ayant des problèmes d'alcool (p. ex. Motivational Enhancement Therapy; Miller et coll., 1995), le programme *Premier contact* vise à amener le client à percevoir et à formuler un problème, à l'aider à résoudre son ambivalence à l'égard du changement et à l'aider à mobiliser ses propres capacités et ses propres ressources pour changer.

Ce programme comporte les éléments suivants : une rétroaction normative qui a lieu au moment de l'évaluation et qui porte sur l'ampleur et les conséquences de l'usage d'alcool ou de drogues du client comparées à celles des autres jeunes canadiens; quatre séances individuelles ou de groupe en consultations externes; et des exercices à faire au cours des séances et portant sur les points suivants :

- les avantages et désavantages du changement;
- l'établissement d'objectifs d'usage d'alcool et de drogues et le contrôle des résultats;
- la discussion de ce qui a bien marché et de ce qui a moins bien marché au cours de la dernière semaine;
- la discussion des objectifs de vie et de l'effet que l'usage d'alcool et de drogues a sur ces objectifs;
- l'identification des situations présentant un risque élevé d'usage d'alcool et de drogues;
- l'acquisition de stratégies et d'aptitudes de résolution de problèmes pour trouver des solutions de rechange à l'usage d'alcool et de drogues;
- l'acquisition de connaissances sur le changement, les façons de le rendre durable et les rechutes;
- la planification de «la prochaine étape» pour le client.

POURQUOI UN TRAITEMENT DE COURTE DURÉE POUR LES JEUNES ?

La plupart des jeunes qui suivent un traitement de longue durée en consultations externes pour des problèmes d'alcool ou de drogue ont tendance à abandonner avant la fin. Par exemple, 70 p. 100 des adolescents qui ont suivi un programme en consultations externes aux États-Unis ont abandonné le programme avant la fin (Lawendowski, 1998). Les chiffres pour le Canada sont semblables : les organismes ontariens de traitement pour les jeunes rapportent que les clients participent en moyenne à quatre séances avant d'abandonner un programme. Cela signifie qu'un grand nombre de jeunes suivent un traitement de courte durée, quelles que soient les intentions des conseillers ou les objectifs du programme.

Chez les jeunes usagers d'alcool et de drogues, l'abandon des programmes de traitement est directement lié à la volonté de changer et à l'ambivalence à l'égard de l'usage d'alcool et de drogues. Dans cette population, toutes les interventions initiales qui font participer les jeunes au traitement et qui portent spécifiquement sur l'ambivalence face au changement seront utiles dans l'éventail des soins qui leur sont donnés.

À l'heure actuelle, 18 des 20 études contrôlées démontrent qu'un grand nombre d'adultes ayant des problèmes d'alcool répondent bien au traitement de courte durée (Miller, 1999). Si ces interventions sont adaptées aux jeunes, on peut s'attendre à ce que ce type de traitement soit utile pour ce groupe aussi.

L'usage excessif d'alcool et de drogues est à bien des égards différent chez les jeunes et chez les adultes. Les cas présentant une consommation de drogues multiples et des problèmes de vie multiples sont plus fréquents chez les jeunes que chez les adultes. Beaucoup de jeunes sont obligés par leurs parents ou par la loi de suivre un traitement, ce qui les rend réfractaires au traitement et peu motivés. Toutefois, puisque les interventions de courte durée misent sur la non-confrontation, l'autonomie et le choix personnel, elles pourraient très bien aider les jeunes clients à exprimer et à résoudre leur ambivalence par rapport au changement.

Les résultats préliminaires sont prometteurs (Lawendowski, 1998; Wilkinson et Martin, 1983). Par exemple, Lawendowski a mené une seule séance d'évaluation et de rétroaction selon l'approche de l'entrevue motivationnelle auprès d'adolescents sur le point de commencer un traitement de toxicomanie en consultations externes. (La technique d'entrevue motivationnelle est l'un des éléments clés du programme *Premier contact*). Six mois après cette séance, les données ont démontré que les adolescents qui avaient suivi la séance avaient également suivi un plus grand nombre de séances en consultations externes et consommaient moins d'alcool et de drogues que ceux qui ne l'avaient pas suivie.

Aux deux sites-témoins d'Ottawa où il a été mis à l'essai, le programme *Premier contact* a été bien accueilli par les conseillers et les participants (plus de 30 clients). De plus, une évaluation de suivi effectuée six mois plus tard au Centre de toxicomanie et de santé mentale (CTSM) a révélé que les deux tiers des 45 clients qui avaient suivi le programme jusqu'alors ont affirmé avoir réduit considérablement leur nombre de jours d'usage d'alcool et de drogues. Ces clients ont également dit avoir réduit de 50 p. 100 le nombre de conséquences attribuables à l'usage d'alcool et de drogues six mois après le traitement. De prime abord, ces constatations montrent la validité des interventions motivationnelles pour aider les jeunes usagers d'alcool et de drogues à changer.

À QUI CE GUIDE S'ADRESSE-T-IL ?

Ce guide est conçu pour les conseillers qui se spécialisent dans le traitement des jeunes usagers d'alcool et de drogues. Bien que les conseillers travaillant dans d'autres milieux, notamment les services de santé mentale et les services sociaux, aient les compétences et les connaissances en counseling exigées par le programme *Premier contact*, ils doivent aussi posséder des connaissances et des compétences supplémentaires pour le traitement de l'usage d'alcool et de drogues. Les conseillers qui prévoient utiliser ce programme devraient bien connaître la théorie et la pratique de la technique de l'entrevue motivationnelle (Miller et Rollnick, 1991) ainsi que les stratégies cognitivo-comportementales utilisées pour la prévention des rechutes (Marlatt et Gordon, 1985).

Outre ces thérapies générales utilisées dans le traitement de l'alcoolisme et de la toxicomanie, les conseillers doivent bien connaître les problèmes d'évaluation et de traitement propres à l'usage d'alcool et de drogues chez les adolescents. Le document *Youth and Drugs : An Education Package for Professionals* [Fondation de la recherche sur la toxicomanie (ARF), 1991] traite de ces problèmes. Si le programme est dispensé à un groupe, le conseiller doit avoir des compétences en animation de groupe, notamment pour créer un esprit de groupe.

Le programme *Premier contact* ne prévoit pas de séance éducative comme telle sur les drogues parce qu'il s'agit d'un programme thérapeutique et non pas éducatif. Il propose toutefois aux jeunes de l'information et un contexte qui leur permettent d'examiner l'impact que l'usage d'alcool et de drogues peut avoir sur leur vie. Les conseillers doivent néanmoins connaître les effets à court et à long terme des drogues les plus fréquentes. Il arrive parfois que les clients aient des idées fausses sur les effets de certaines drogues; ils ont alors besoin d'information exacte. Il est possible de discuter de ces idées fausses au cours de la rétroaction prévue à l'étape de l'évaluation ainsi qu'au cours des exercices à faire pendant les séances (p. ex. **La décision de changer**). De plus, il est possible de remettre aux jeunes des feuillets d'information sur les drogues aussi bien au moment de l'évaluation que pendant les séances.

Si un programme d'éducation sur les drogues est offert dans le cadre de l'éventail de services pour le traitement de la toxicomanie, ce programme peut être suivi séparément. Les soins ou traitements suivants pourraient être offerts après *Premier contact* :

- traitement de la toxicomanie en consultations externes, de jour ou en établissement;
- thérapie familiale;
- soins continus;
- traitement des problèmes concomitants de santé mentale;
- gestion de la colère;
- gestion du stress;
- counseling en matière de loisirs;
- formation pour l'acquisition d'aptitudes sociales;
- counseling professionnel.

À QUI LE PROGRAMME PREMIER CONTACT CONVIENT-IL ?

Ce programme s'adresse aux jeunes de 14 à 20 ans qui ont des problèmes d'alcool et de drogue et à qui un traitement en consultations externes est jugé approprié. Ce programme n'est pas conçu pour les jeunes qui sont en état de crise ou qui ont besoin d'être hospitalisés pour des raisons médicales (p. ex. symptômes de sevrage violents) ou qui ont des troubles psychiatriques concomitants graves. Une évaluation continue du programme livrera plus d'information sur son utilité pour les jeunes qui sont obligés par la loi de le suivre.

Des documents cliniques ont été élaborés ou adaptés à ce groupe d'âge tout au long de la mise à l'essai du programme et des consultations menées auprès des conseillers travaillant avec les jeunes. Un comité consultatif formé de jeunes a également participé activement à l'élaboration du programme *Premier contact* pour faire en sorte que les idées et le langage utilisés dans la documentation soient pertinents et bien adaptés à ce groupe d'âge.

Bien que le programme *Premier contact* vise à aider toute une variété de jeunes usagers d'alcool et de drogues, la plupart des clients auront aussi besoin d'autres traitements; gestion de la colère ou thérapie familiale, par exemple. Si ces besoins ne sont pas urgents, nous suggérons que le client suive tout d'abord *Premier contact* avant de passer au traitement de ses besoins plus spécialisés, parce que, comme nous l'avons déjà dit, les jeunes clients ont tendance à abandonner les programmes de traitement et les thèmes abordés dans le programme *Premier contact* ont pour but de renforcer la motivation et la volonté de changer. Cette approche pourrait, en retour, encourager le client à obtenir d'autres traitements après le programme. De plus, la structure générale du programme *Premier contact* repose sur une entente claire avec le client quant au nombre de séances à suivre. Tout programme bien défini et de durée limitée pourrait très bien aider le client à affirmer son engagement au processus de traitement tout entier.

Éléments de *Premier contact*

CONCEPT

Programme d'autochangement guidé

Un grand nombre des exercices du programme *Premier contact* s'inspirent du Programme d'autochangement guidé (Sobell et Sobell, 1993), un programme de traitement de courte durée en consultations externes conçu pour les adultes ayant des problèmes légers ou modérés d'alcool et de drogues. Ce programme a pour caractéristique clé que le client assume la plus grande part de la responsabilité de son traitement. Pour cela, il doit fixer des objectifs relatifs à son usage d'alcool et de drogues et prendre les mesures nécessaires pour atteindre ces objectifs. La rétroaction personnalisée, les lectures et les devoirs aident le client :

- à examiner le pour et le contre du changement et à renforcer sa volonté de changer;
- à reconnaître les situations qui présentent pour lui un risque élevé d'usage d'alcool et de drogues;
- à développer des stratégies pour faire face à ces situations et planifier les prochaines mesures à prendre pour changer son usage d'alcool et de drogues.

Tout comme le Programme d'autochangement guidé, *Premier contact* inclut la rétroaction personnalisée sur l'usage d'alcool et de drogues et des exercices visant à examiner le pour et le contre de cet usage et des solutions de rechange. Contrairement au Programme d'autochangement guidé, les exercices de *Premier contact* sont conçus pour être faits pendant les séances. Notre comité consultatif de jeunes ne recommande pas les devoirs. *Premier contact* a également ajouté un exercice pour aider le client à examiner son usage d'alcool et de drogues dans le contexte de ses autres objectifs de vie (voir l'exercice de la séance 3, **Ce qui est important pour moi**) ainsi qu'un exercice pour aider le client à comprendre le processus du changement (voir l'exercice de la séance 4, **Les étapes du changement**). Le matériel clinique de *Premier contact* est également différent du matériel destiné aux adultes en ce sens qu'il a été soigneusement révisé par des jeunes pour que son contenu et son langage soient bien adaptés aux jeunes.

Les étapes du changement

Premier contact s'inspire également du modèle transthéorique de Prochaska et DiClemente (Prochaska, DiClemente et Norcross, 1992), selon lequel les gens traversent cinq étapes lorsqu'ils essaient de changer leur usage d'alcool et de drogues. Selon Prochaska, la clé du changement permanent réside dans l'expérience acquise par les tentatives précédentes pour arrêter de boire ou de prendre de la drogue. Bien que le concept des étapes du changement ait été formulé dans des études sur l'abandon du tabac, ces étapes s'appliquent aussi à d'autres comportements de santé (DiClemente et Hughes, 1990).

Les cinq étapes du changement sont la précontemplation, la contemplation, la préparation, l'action et le maintien.

1. La **précontemplation** est l'étape où l'on a aucune intention de changer son usage d'alcool et de drogues. Selon les études menées auprès de la population en général, beaucoup de gens restent à cette étape pendant des années (Prochaska et coll., 1992).
2. À l'étape de la **contemplation**, la personne commence à reconnaître les désavantages de l'usage de drogues en plus de ses avantages, et commence à envisager l'idée de changer.
3. Certains passent ensuite à l'étape de la **préparation**. On décide alors de changer et pense aux moyens à employer pour y arriver.
4. À l'étape de l'**action**, on commence à changer son comportement et à utiliser et inventer activement des stratégies pour commencer à changer.
5. Lorsqu'on a réussi à changer et à maintenir sa nouvelle façon de faire (habituellement pendant une période de trois à six mois), on considère que le client est passé à l'étape du **maintien**. S'il ne maintient pas le changement (p. ex. s'il glisse ou s'il rechute), il peut retomber à l'une des étapes précédentes.

Concrètement, le programme *Premier contact* incorpore plusieurs des implications thérapeutiques de cette perception du changement. Le thérapeute qui utilise ce modèle cherche à préparer le client à changer en utilisant un langage et du matériel clinique qui conviennent à l'étape où se situe le client (Prochaska et coll., 1992). Ce concept se retrouve également dans la technique d'entrevue motivationnelle (Miller et Rollnick, 1991).

Le changement est rarement linéaire. Les écarts et les rechutes font souvent partie intégrante du changement. Elles poussent le client à retourner à une étape où sa volonté de changer était moins intense. Le thérapeute peut aider le client à éviter de se décourager en redéfinissant les écarts comme des leçons et en discutant du concept des étapes du changement afin de placer le processus de changement dans une perspective à long terme.

Certains exercices cliniques peuvent être adaptés pour servir le client tout au long des étapes du changement. Par exemple, il est très important de discuter des avantages et désavantages du changement pour résoudre l'ambivalence du client à son égard. Notre expérience clinique avec des groupes nous a toutefois montré que, lorsqu'ils consolident ou élaborent les raisons pour lesquelles ils veulent changer, les jeunes usagers d'alcool et de drogues qui en sont aux étapes de la préparation et de l'action profitent beaucoup de cet exercice.

Cliniquement, c'est le preneur de risque informé qui nous pose le plus grand défi : il s'agit d'un client qui n'est pas motivé mais qui est conscient de son comportement. (Il diffère des clients qui se trouvent à l'étape de la précontemplation qui, par définition, ne connaissent pas les conséquences de leur usage d'alcool et de drogues). Les jeunes qui savent ce qu'ils font et qui résistent au changement posent, eux aussi, un défi de taille. Aux clients se trouvant aux étapes de la précontemplation et de la contemplation, le conseiller tente de faire comprendre le risque posé par l'usage d'alcool et de drogues ainsi que ses conséquences directes (p. ex. risque de problèmes judiciaires) et indirectes (p. ex. obstacle à atteindre les autres objectifs de vie). Bien que le preneur de risque informé résiste plus que les autres aux exercices et aux discussions, la technique d'entrevue motivationnelle offre plusieurs stratégies pour venir à bout de cette résistance.

STYLE THÉRAPEUTIQUE

Tout comme d'autres interventions motivationnelles de courte durée, le programme *Premier contact* :

- Part du principe que c'est le client, et non pas le conseiller, qui effectue le changement. Lorsque le client comprend et apprécie les raisons pour lesquelles il est souhaitable de changer, il a la responsabilité d'acquérir les connaissances et les compétences nécessaires pour changer;
- Favorise une motivation *intrinsèque* à changer. Bien que la formule didactique puisse fonctionner lorsqu'un client est prêt à changer et demande de l'aide pour y arriver, la tâche thérapeutique, dans le travail auprès des jeunes, consiste habituellement à résoudre leur ambivalence à l'égard du changement. Lorsque les arguments en faveur du changement proviennent exclusivement de sources extérieures, la motivation intrinsèque risque d'être compromise. Le conseiller de *Premier contact* essaie de mettre en place des discussions et des expériences qui amènent le client à formuler à haute voix les conséquences de l'usage d'alcool et de drogues et son engagement à changer. Grâce à cette approche, le conseiller est moins un enseignant qu'un guide, ce qui lui permet d'établir une alliance thérapeutique. Cette alliance est essentielle aux premières étapes du changement;

- Essaie, même avec les clients obligés par une ordonnance d'un tribunal de suivre le programme, d'insister explicitement et implicitement sur le fait que c'est le client qui décide de changer et que c'est lui qui a le contrôle sur cette décision. Pour établir une bonne relation de travail ou une alliance thérapeutique solide avec le client, il est primordial de lui donner un sentiment de contrôle et de respecter ses objectifs.

Stratégies pratiques

Bien qu'il soit vital d'accroître la motivation du client, les moyens d'y arriver sont souvent flous. Pour savoir comment motiver les clients, il est utile de lire l'ouvrage *Motivational Interviewing* de Miller et Rollnick (1991), dans lequel les auteurs décrivent les cinq principes de base des interventions motivationnelles :

- **Exprimer de l'empathie** en écoutant plutôt qu'en disant quoi faire.
- **Faire la distinction** entre l'étape où le client se trouve présentement et le point qu'il veut atteindre.
- **Éviter d'argumenter** au sujet de l'usage d'alcool et de drogues et des risques qu'il présente.
- **Laisser la résistance couler** plutôt que de s'y attaquer de plein front.
- **Favoriser la compétence personnelle** en notant et en encourageant les moindres petits moyens que le client a employés pour changer son usage d'alcool et de drogues.

Les méthodes traditionnelles de traitement des problèmes d'alcool et de drogues consistent à éduquer et à confronter le client pour le sensibiliser aux problèmes associés à sa consommation. L'approche motivationnelle, par contre, perçoit le conseiller comme une personne qui aide le client à décider de son comportement et qui conseille le client pour le soutenir dans ses efforts et dans l'atteinte de ses objectifs. Sur le plan pratique, le conseiller peut employer plusieurs des stratégies suivantes pour y arriver :

- Amener le client à exprimer sa motivation – stratégie visant à motiver le client en l'encourageant à exprimer son désir de changer. (Par exemple, essayer de faire dire au client quels sont les dangers réels ou possibles de l'usage d'alcool et de drogues);
- Écouter avec empathie – une réponse qui montre au client qu'on le comprend ou qu'on cherche à le comprendre pleinement;
- Poser des questions ouvertes – cette méthode encourage le client à exprimer ses croyances et ses préoccupations à l'égard de l'usage d'alcool et de drogues plutôt que de faire dire au conseiller comment le client devrait se sentir ou ce qu'il devrait faire;

- Appuyer le client – le féliciter sincèrement et renforcer ses efforts;
- Recadrer – stratégie selon laquelle le client est invité à examiner ses perceptions dans une autre perspective;
- Résumer – un énoncé long et réfléchi de ce qui le client a dit au cours d'une séance.

L'ouvrage de Miller et Rollnick *Motivational Interviewing* (1991), la série de vidéos sur l'entrevue motivationnelle et l'ouvrage *Motivational Strategies for Promoting Self-Change* (ARF, 1995) expliquent en détail comment utiliser les stratégies d'entrevue motivationnelle.

Séances de traitement

Au sujet du matériel clinique

Le programme *Premier contact* a recours à trois types de matériel clinique : des listes de contrôle, des documents à distribuer et des fiches de progrès.

Les listes de contrôle sont dressées à l'attention des conseillers et résument les grands sujets de chaque séance. Ces listes énoncent l'ordre dans lequel les exercices doivent être faits pendant la séance et renferment habituellement des exemples de la façon de présenter et d'expliquer chaque exercice, et d'encourager la discussion.

Les documents à distribuer incluent des exercices cliniques et des feuilles utilisées par le client. Tous les exercices cliniques ne prennent que quelques minutes à faire, si bien qu'ils peuvent être faits par le client pendant chaque séance plutôt que d'être donnés à faire comme devoirs entre les séances.

Les fiches de progrès énumèrent les grands thèmes abordés au cours de chaque séance. Elles permettent au client de noter son usage d'alcool et de drogues pendant la semaine ainsi que ses objectifs de consommation. Elles renferment aussi de l'espace additionnel pour que le client puisse y écrire d'autres notes. Par exemple, l'espace supplémentaire contenu dans la première fiche peut servir à noter le pour et le contre de l'usage d'alcool et de drogues mentionnés par le client pendant l'exercice **La décision de changer.**

Les fiches de progrès contenues dans le présent manuel ne sont que des exemples de la façon de documenter les séances. Vous devrez peut-être les adapter à votre propre situation.

Rétroaction personnalisée
au moment de l'évaluation

Rétroaction personnalisée au moment de l'évaluation

Matériel requis

Ressources à l'intention du conseiller
1. Objectifs de la rétroaction personnalisée au moment de l'évaluation
2. Liste de contrôle de la rétroaction personnalisée au moment de l'évaluation

Documents à distribuer au client
1. *Premier contact :* Les faits
2. Renseignements au moment de l'évaluation (5 fiches)
   a. L'alcool – Survol
   b. Le cannabis (haschich, pot) – Survol
   c. La cocaïne (crack) – Survol
   d. Les hallucinogènes (LSD, ecstasy) – Survol
   e. Les stimulants (amphétamines, speed, ice) – Survol

Chaque site de traitement a ses propres contraintes et ses propres exigences en ce qui concerne l'évaluation et la rétroaction. Pour savoir comment remplir une évaluation pour l'usage d'alcool et de drogues, consultez la trousse *Youth and Drugs: An Education Package for Professionals* (ARF, 1991). Selon cette trousse, l'évaluation devrait porter sur les points suivants :

- la nature et la gravité de l'usage d'alcool et de drogues;
- la nature et la gravité des problèmes dans les autres aspects de la vie;
- la réceptivité au changement;
- les raisons motivant la recherche d'un traitement;
- les expériences de traitement précédentes;
- les tentatives précédentes pour arrêter de boire ou de prendre de la drogue;
- le soutien social et du milieu;
- la santé mentale et physique;
- les relations familiales;
- l'adaptation à l'école;
- les relations avec les pairs.

L'évaluation sert non seulement à déterminer si le client est un bon candidat pour le programme *Premier contact* (aucun problème médical ou psychiatrique urgent), mais aussi à engager le client activement dans la thérapie. Le matériel utilisé pour la rétroaction au moment de l'évaluation vise à donner au clinicien d'autres possibilités d'engager et d'informer le client. Même la collecte de données générales, telles que les tentatives précédentes de sevrage, peut incorporer certaines stratégies de l'entrevue motivationnelle.

Par exemple, au cours de l'évaluation de suivi menée par le Centre de toxicomanie et de santé mentale auprès des clients du programme *Premier contact,* les jeunes ont tous indiqué que l'un des aspects les plus utiles et les plus mémorables de leur expérience de l'évaluation a été le questionnaire sur les antécédents d'usage d'alcool et de drogues qu'ils ont rempli et qui leur demandait des détails sur leur consommation. Ce qui a le plus frappé les clients était le nombre de jours au cours des 90 derniers jours où ils ont consommé une drogue particulière : ce nombre était habituellement plus élevé qu'ils ne le pensaient.

RÉTROACTION PERSONNALISÉE SUR L'USAGE D'ALCOOL ET DE DROGUES ET SES CONSÉQUENCES

La rétroaction personnalisée sur l'usage d'alcool et de drogues au moment de l'évaluation remplit deux fonctions. Premièrement, elle incorpore des données sur l'usage d'alcool et de drogues chez les jeunes en général et propose au client un point de comparaison pour son propre usage. Les données normatives servent à corriger les perceptions fausses que le client pourrait avoir, telles que «tout le monde prend de la drogue et de l'alcool». Cette approche permet d'établir des écarts, ce qui semble accroître la motivation (Miller et Rollnick, 1991). Deuxièmement, même pour les clients qui abandonnent le traitement, ce type de rétroaction peut aider à contempler un changement à l'avenir. La série de vidéos créée par Miller et ses collègues inclut un vidéo de formation portant sur la façon de donner une rétroaction normative sur l'usage d'alcool et de drogues et ses conséquences selon la méthode de l'entrevue motivationnelle (Miller et Rollnick, 1998).

Pour faciliter la comparaison entre l'usage d'alcool et de drogues des clients et les données normatives, le conseiller devrait recueillir de l'information sur la quantité et la fréquence de l'usage des cinq types de drogues pour lesquelles le programme *Premier contact* donne des résultats de sondages.

La prochaine étape consiste à comparer l'usage d'alcool et de drogues du client avec les résultats des sondages pour donner encore plus de pertinence à la rétroaction. Les données normatives utilisées dans le programme *Premier contact* proviennent de jeunes âgés de 15 à 21 ans et portent sur l'alcool, le cannabis, la cocaïne, les stimulants et les hallucinogènes. Ces données proviennent de l'*Enquête canadienne sur l'alcool et les autres drogues*, menée en 1994. Les données sur la relation qui existe entre la fréquence de l'usage et la probabilité de ses conséquences négatives sont tirées de l'*Enquête sur la santé en Ontario* menée en 1990.

Au cours de l'essai sur le terrain et de la phase pilote de *Premier contact,* les cliniciens et les clients ont tous jugé qu'il était important de fournir de l'information générale sur les effets des drogues. Lors de l'entrevue d'évaluation, on remet au client la série de feuillets de renseignements sur les drogues «Saviez-vous que... » rédigée et produite par le CTSM. Ces feuillets renferment de l'information sur les effets physiques et psychologiques des drogues, les risques pour la santé, ainsi que les effets à court et à long terme de l'usage des drogues. Pour obtenir des renseignements sur ces feuillets ou pour les commander, téléphonez au Service du marketing et des ventes du CTSM au 1 800 661-1111. Ces feuillets devraient être mis à la disposition des clients tout au long du programme de traitement.

Premier contact : Les faits est un échantillon d'un document ayant été distribué au client pour décrire le programme. Il est possible de modifier ce document pour l'adapter à votre situation.

Objectifs
de la rétroaction personnalisée au moment de l'évaluation - - ⟩

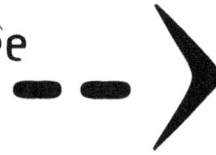

1 Après l'évaluation, stimuler l'intérêt du client à suivre un traitement :

    a. en amenant le client à donner des raisons de changer;

    b. en présentant des données normatives sur l'usage d'alcool et de drogues chez les jeunes et ses conséquences;

    c. en remettant les feuillets de renseignements sur les drogues;

    d. en décrivant clairement le but et la présentation du programme *Premier contact*.

2 Discuter des obstacles qui empêchent le client de suivre le programme et d'éliminer ces obstacles.

Liste de contrôle
de la rétroaction personnalisée
au moment de l'évaluation

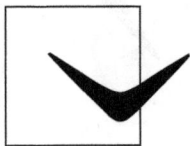

Directives à l'intention du conseiller	Quoi faire avec le client et quoi lui dire
❑ 1. Donnez-lui de l'information normative et d'autres données sommaires recueillies lors de l'évaluation. Examinez les **feuillets de renseignements** sur l'usage de drogues et ses conséquences.	«Ce graphique circulaire te montre combien de jeunes âgés de 15 à 24 ans prennent... [p. ex. du cannabis]. Ces données proviennent d'un sondage national mené en 1994. Le graphique à barre montre la relation qui existe entre l'usage de drogues et ses conséquences négatives signalées.» Pour personnaliser l'information, posez les questions suivantes : • Qu'est-ce que tu en penses? • Est-ce que ça te semble sensé? Sinon, pourquoi? • Est-ce que cette information te surprend?
❑ 2. Offrez les feuillets de renseignements sur les drogues.	«Certaines personnes désirent recevoir plus d'information sur les effets des drogues qu'ils consomment, sur leurs effets physiques, par exemple. Si ça t'intéresse de lire ces feuillets, prends-les, sers-toi.» Les jeunes sont parfois mal à l'aise de prendre les feuillets devant le conseiller. Vous pouvez laisser les feuillets dans la salle d'attente ou à l'extérieur du bureau du conseiller.

Directives à l'intention du conseiller	Quoi faire avec le client et quoi lui dire

❑ 3. Au besoin, présentez le programme *Premier contact*. (Voir la section **À qui le programme Premier contact convient-il?** à la page 3).

❑   a. Décrivez le but du programme *Premier contact*.

«Les gens ont toutes sortes d'idées sur ce qu'est un traitement. J'aimerais te parler un peu de ce programme... » [Pour savoir quels points mentionner, voir la section **Premier contact : Les faits : Qu'est-ce que le programme Premier contact?**

❑   b. Décrivez le fonctionnement du programme *Premier contact*.

«Ce programme vise essentiellement à t'aider à examiner l'impact que l'usage de drogues a sur ta vie. Pour cela, le programme inclut... » [Pour savoir quels points mentionner, voir la section **Premier contact : Les faits : Comment le programme fonctionne-t-il?**

❑   c. Décrivez qui participe au programme *Premier contact*. (Ce point est particulièrement important lorsque le programme est dispensé à un groupe).

«Vous vous demandez peut-être qui participe à ce programme. Bien que la situation de chacun soit unique, il y a certaines choses que nous savons au sujet des personnes qui suivent ce programme : ... » [Pour des exemples d'information à donner, voir la section **Premier contact : Les faits : Qui participe au programme Premier contact?** Il s'agit d'un résumé de l'information donnée aux clients qui désirent suivre un traitement au Centre de toxicomanie et de santé mentale. Ce type d'information sommaire devrait être donné dans tous les cadres de traitement.]

❑ 4. Examinez les obstacles au traitement.

«Qu'est-ce qui t'empêcherait de te joindre au groupe, le 15 mai?»

❑ 5. Présentez au client le conseiller ou l'animateur du groupe (s'il s'agit d'une autre personne que celle qui fait l'évaluation) et donnez-lui son numéro de téléphone et des rendez-vous.

Premier contact :
Les faits

QU'EST-CE QUE LE PROGRAMME PREMIER CONTACT?

Premier contact :

- s'adresse aux jeunes qui veulent bien examiner l'impact que l'usage de l'alcool ou de drogues a sur leur vie;
- aide les jeunes à comprendre qu'ils ne sont pas seuls : d'autres ont aussi les mêmes problèmes;
- offre un traitement dans une atmosphère d'acceptation;
- encourage les jeunes à faire leurs propres choix et à prendre leurs propres décisions concernant leur vie;
- se fonde sur la conviction que les premiers rendez-vous sont importants pour entamer le processus de changement;
- peut vous recommander un traitement additionnel et un suivi.

COMMENT LE PROGRAMME FONCTIONNE-T-IL?

- Tu rencontres un conseiller qui t'aidera à avoir une idée plus claire de ta situation actuelle.
- Tu examines le pour et le contre de ton usage d'alcool et de drogues et tu décides des changements que tu aimerais faire.
- Tu participes activement à l'établissement de tes propres objectifs.
- Tu identifies les situations qui te portent à consommer de l'alcool ou de la drogue et tu trouves d'autres moyens d'y faire face.
- (groupes seulement) Les membres du groupe reçoivent de l'encouragement et des suggestions d'autres jeunes qui éprouvent les mêmes problèmes.
- (groupes seulement) C'est à toi de choisir la mesure dans laquelle tu vas participer aux séances. Jamais on ne t'interpellera.
- Tu dois venir toutes les semaines aux séances sans avoir pris d'alcool ou de drogue.

QUI PARTICIPE AU PROGRAMME PREMIER CONTACT?

Soixante-dix pour cent des jeunes qui suivent le programme disent que c'est la première fois qu'ils demandent de l'aide.

Âge :
- Les jeunes qui suivent le programme sont âgés de 14 à 23 ans.
- Jusqu'à maintenant, les deux-tiers des participants étaient âgés de 16 à 20 ans.

Lorsqu'on leur a demandé quels étaient leur problème principal :
- 37 p. 100 ont répondu le cannabis (hasch, pot);
- 26 p. 100 ont répondu l'alcool;
- 10 p. 100 ont répondu la cocaïne (crack);
- 10 p. 100 ont répondu les stimulants (speed, ice);
- 4 p. 100 ont répondu les hallucinogènes (LSD, ecstasy).

RAISONS POUR LESQUELLES CES JEUNES ONT SUIVI LE PROGRAMME :

- un tiers l'ont suivi parce qu'ils sont eux-mêmes préoccupés par leur situation;
- un tiers l'ont suivi parce que leur situation préoccupe leurs amis et leur famille;
- un tiers l'ont suivi pour d'autres raisons (p. ex. sous la recommandation de services sociaux ou de professionnels de la santé).

Tu as rendez-vous avec _____

le _____ à _____

Si, pour une raison quelconque, tu ne peux pas venir à ton rendez-vous, téléphone-nous.

L'alcool Survol

Usage d'alcool parmi les jeunes canadiens (15 à 24 ans)

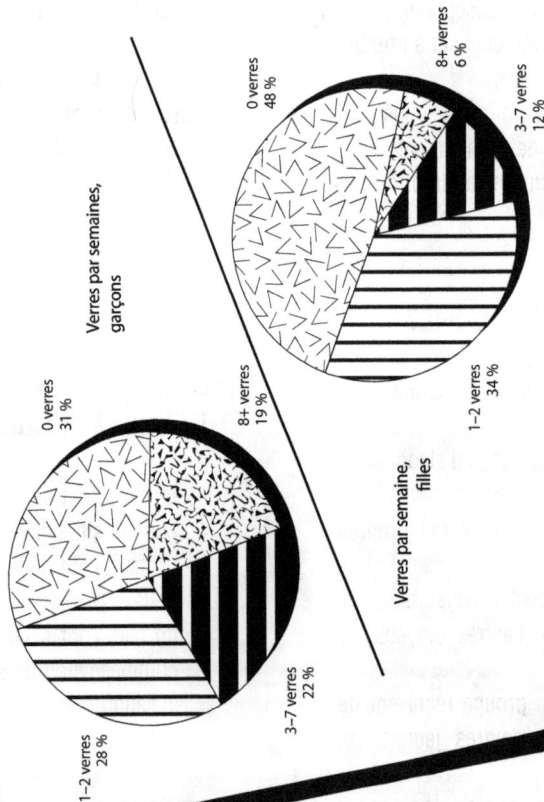

Verres par semaine, filles

- 0 verres 31 %
- 8+ verres 19 %
- 1–2 verres 28 %
- 3–7 verres 22 %

Verres par semaines, garçons

- 0 verres 48 %
- 8+ verres 6 %
- 1–2 verres 34 %
- 3–7 verres 12 %

Plus vous consommez, plus vous aurez des problèmes

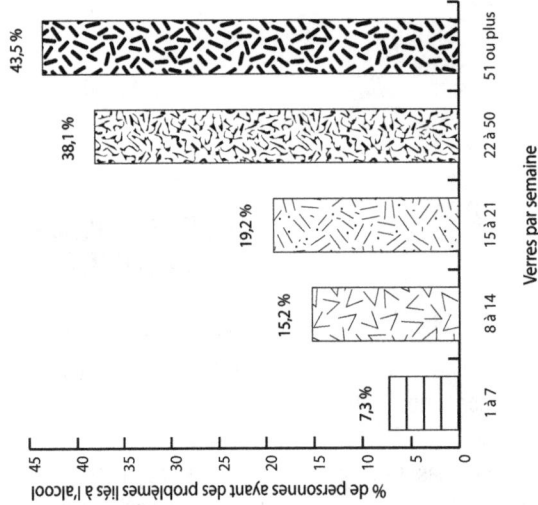

% de personnes ayant des problèmes liés à l'alcool

Verres par semaine

- 1 à 7 : 7,3 %
- 8 à 14 : 15,2 %
- 15 à 21 : 19,2 %
- 22 à 50 : 38,1 %
- 51 ou plus : 43,5 %

Quelles sont tes chances d'avoir des problèmes?

Un sondage mené en 1994 auprès de plus de 12 000 personnes cherchait à savoir comment l'usage d'alcool affectait :

- la santé physique,
- la perception de la vie,
- les relations familiales et sociales,
- la situation financière,
- le travail ou les études.

Les résultats ont démontré que les chances d'avoir des problèmes dans au moins un de ces aspects de la vie augmentaient avec la quantité d'alcool consommé dans une semaine. Examine les graphiques ci-dessus et compare ta consommation.

Compare ta consommation

Après la caféine, l'alcool est la drogue la plus consommée. L'alcool est un dépresseur. Consommé en quantités excessives, il peut affaiblir la capacité de penser, de prendre des décisions et de fonctionner dans la vie quotidienne.

Les graphiques circulaires ci-dessus montrent ce que plus de 1 800 Canadiens âgés de 15 à 24 ans ont rapporté à propos de leur consommation.

Le cannabis (hasch, mari, pot)
Survol

Usage de cannabis parmi les jeunes canadiens (15 à 24 ans)

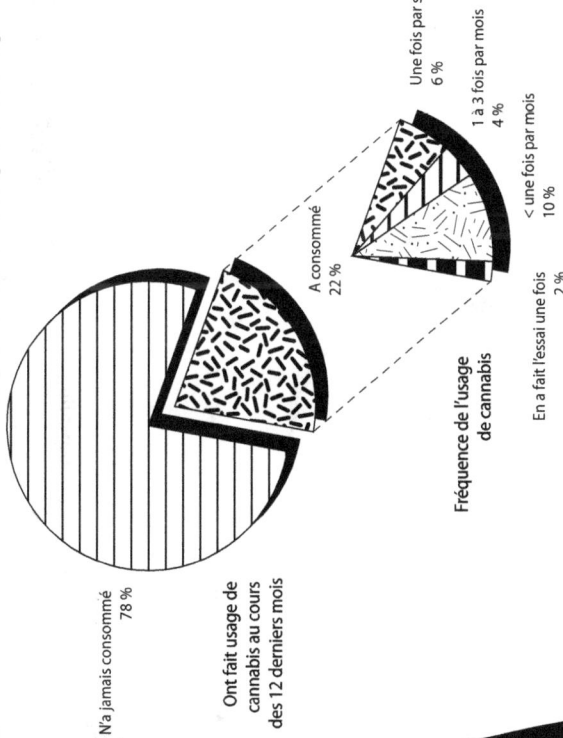

N'a jamais consommé
78 %

Ont fait usage de cannabis au cours des 12 derniers mois

A consommé
22 %

Fréquence de l'usage de cannabis

Une fois par semaine +
6 %

1 à 3 fois par mois
4 %

< une fois par mois
10 %

En a fait l'essai une fois
2 %

Plus vous consommez, plus vous aurez des problèmes

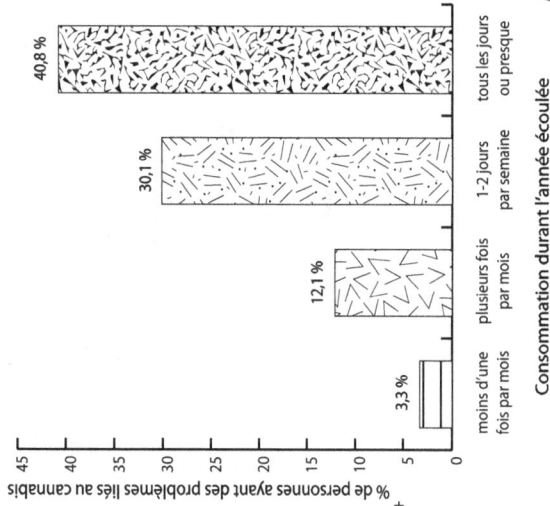

40,8 %

30,1 %

12,1 %

3,3 %

% de personnes ayant des problèmes liés au cannabis

45
40
35
30
25
20
15
10
5
0

moins d'une fois par mois | plusieurs fois par mois | 1-2 jours par semaine | tous les jours ou presque

Consommation durant l'année écoulée

Compare ta consommation

Le cannabis est la drogue illégale la plus consommée au Canada. Dans un sondage mené en 1994 auprès de plus de 1 800 Canadiens âgés de 18 à 24 ans, 22 % ont rapporté avoir consommé de la marijuana ou d'autres formes de cannabis au moins une fois dans leur vie.
La petite section du graphique circulaire ci-dessus illustre la fréquence à laquelle les jeunes ont fait usage de cannabis.

Quelles sont tes chances d'avoir des problèmes?

Un sondage mené en 1991 auprès de plus de 9 000 personnes cherchait à savoir comment l'usage de cannabis affectait :
- la santé physique,
- la perception de la vie,
- les relations familiales et sociales,
- la situation financière,
- le travail ou les études.

Les résultats ont démontré que les chances d'avoir des problèmes dans au moins un de ces aspects de la vie augmentaient avec la quantité de cannabis consommé dans un an. Examine les graphiques ci-dessus et compare ta consommation.

La cocaïne (crack)
Survol

Usage de cocaïne parmi les jeunes canadiens (15 à 24 ans)

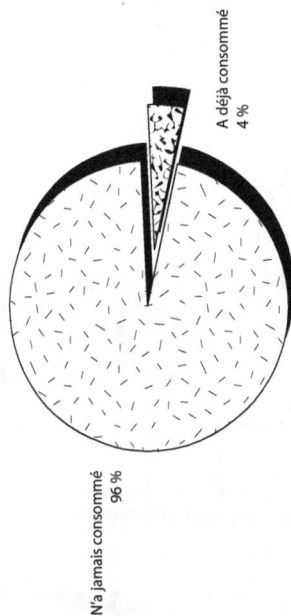

N'a jamais consommé 96 %

A déjà consommé 4 %

A consommé de la cocaïne ou du crack

Plus vous consommez, plus vous aurez des problèmes

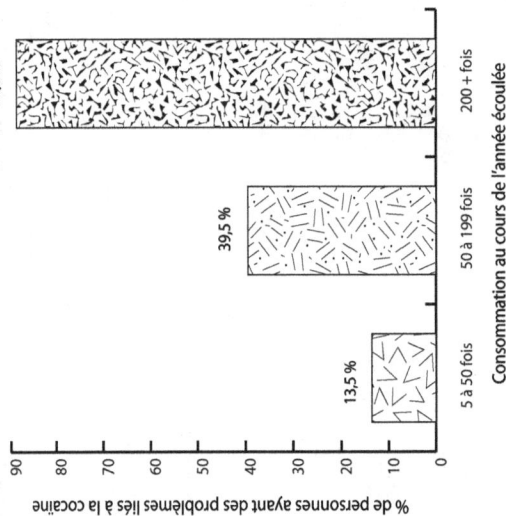

% de personnes ayant des problèmes liés à la cocaïne

13,5 %   5 à 50 fois

39,5 %   50 à 199 fois

88,8 %   200 + fois

Consommation au cours de l'année écoulée

Compare ta consommation

Dans un sondage mené en 1994 auprès de plus de 1 800 Canadiens âgés de 15 à 24 ans, 4 % ont signalé avoir consommé de la cocaïne au moins une fois dans leur vie.

Quelles sont tes chances d'avoir des problèmes?

Un sondage mené en 1991 auprès de plus de 9 000 personnes cherchait à savoir comment l'usage de cocaïne affectait :

- la santé physique,
- la perception de la vie,
- les relations familiales et sociales,
- la situation financière,
- le travail ou les études.

Les résultats ont démontré que les chances d'avoir des problèmes dans au moins un de ces aspects de la vie augmentaient avec la quantité de cocaïne consommée dans un an. Examine les graphiques ci-dessus et compare ta consommation.

Les hallucinogènes (LSD, ecstasy) Survol

Usage d'hallucinogènes parmi les jeunes canadiens (15 à 24 ans)

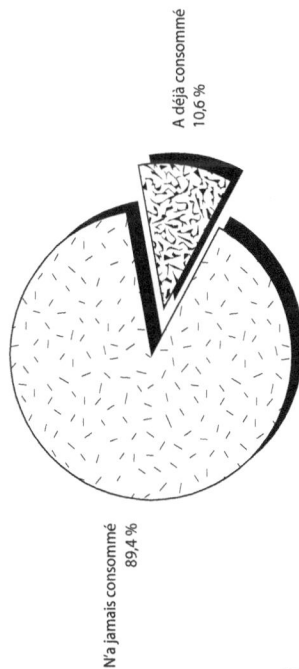

N'a jamais consommé 89,4 %

A déjà consommé 10,6 %

Plus vous consommez, plus vous aurez des problèmes

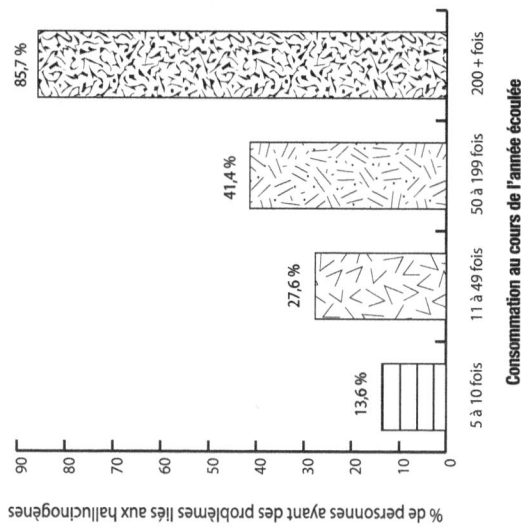

% de personnes ayant des problèmes liés aux hallucinogènes

90
80
70
60
50
40
30
20
10
0

13,6 % 27,6 % 41,4 % 85,7 %

5 à 10 fois   11 à 49 fois   50 à 199 fois   200 + fois

Consommation au cours de l'année écoulée

Quelles sont tes chances d'avoir des problèmes?

Un sondage mené en 1991 auprès de plus de 9 000 personnes cherchait à savoir comment l'usage d'hallucinogènes affectait :

- la santé physique,
- la perception de la vie,
- les relations familiales et sociales,
- la situation financière,
- le travail ou les études.

Les résultats ont démontré que les chances d'avoir des problèmes dans au moins un de ces aspects de la vie augmentaient avec la quantité d'hallucinogènes consommés dans un an. Examine les graphiques ci-dessus et compare ta consommation.

Compare ta consommation

Dans un sondage mené en 1994 auprès de plus de 1 800 Canadiens âgés de 15 à 24 ans, environ 11 % ont signalé avoir consommé une substance hallucinogène comme le LSD au moins une fois dans leur vie.

Les stimulants (amphétamines, speed, Ice) Survol

Usage de stimulants parmi les jeunes canadiens (15 à 24 ans)

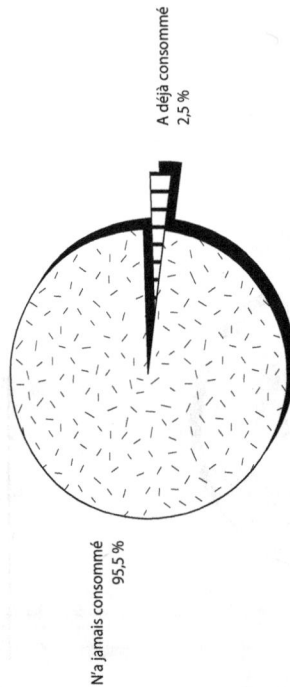

N'a jamais consommé
95,5 %

A déjà consommé
2,5 %

Plus vous consommez, plus vous aurez des problèmes

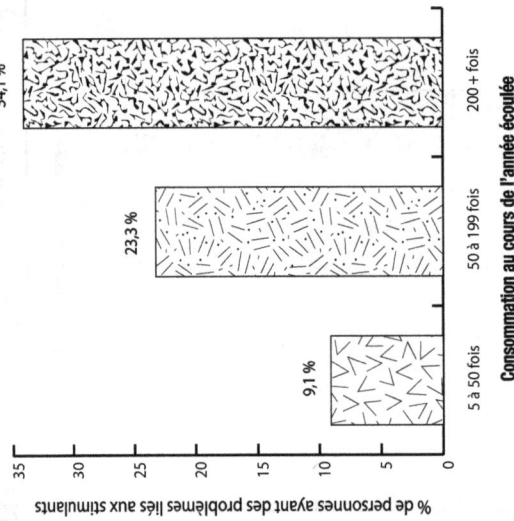

34,1 %

23,3 %

9,1 %

5 à 50 fois   50 à 199 fois   200 + fois

Consommation au cours de l'année écoulée

% de personnes ayant des problèmes liés aux stimulants

Quelles sont tes chances d'avoir des problèmes?

Un sondage mené en 1991 auprès de plus de 9 000 personnes cherchait à savoir comment l'usage de stimulants affectait :
- la santé physique,
- la perception de la vie,
- les relations familiales et sociales,
- la situation financière,
- le travail ou les études.

Les résultats ont démontré que les chances d'avoir des problèmes dans au moins un de ces aspects de la vie augmentaient avec la quantité de stimulants consommés dans un an. Examine les graphiques ci-dessus et compare ta consommation.

Compare ta consommation

Dans un sondage mené en 1994 auprès de plus de 1 800 Canadiens âgés de 15 à 24 ans, environ 2,5 % ont rapporté avoir consommé des stimulants au moins une fois dans leur vie.

Séance 1
La décision de changer

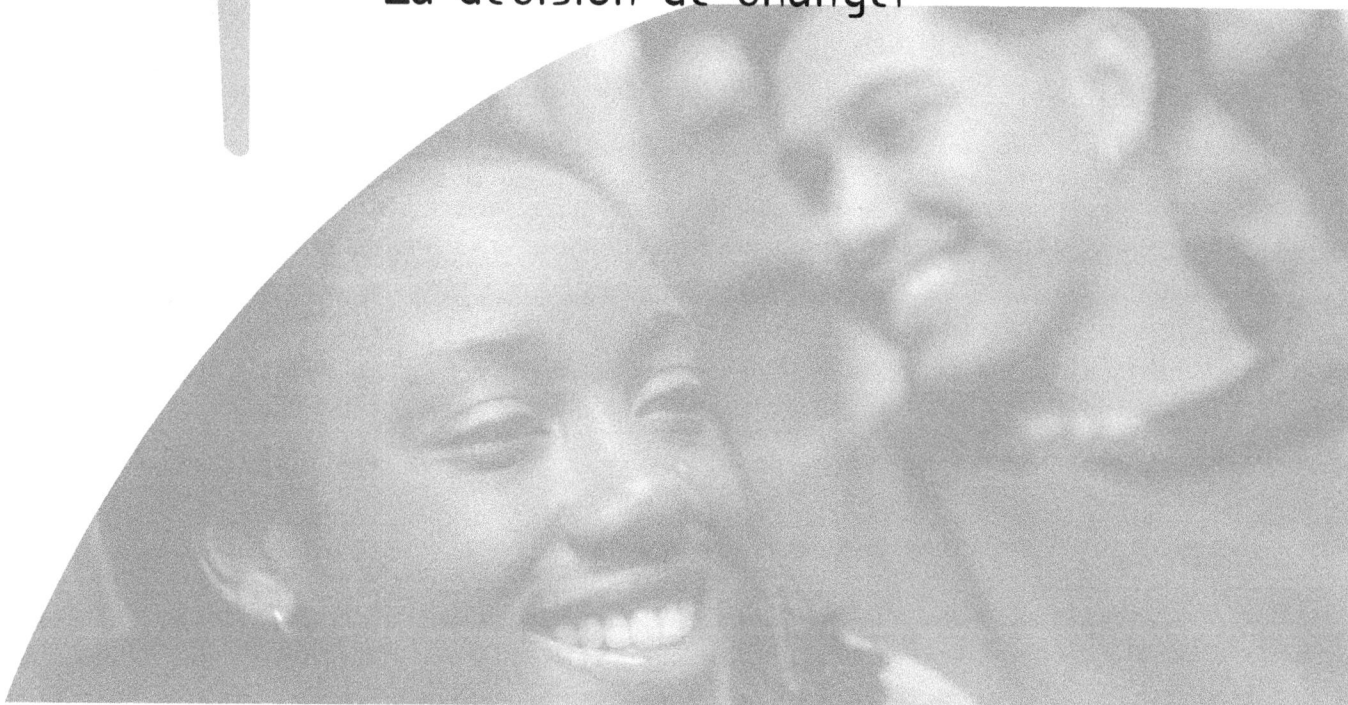

Séance 1
La décision
de changer

Matériel requis

Ressources à l'intention du conseiller
1. Objectifs de la séance 1 : La décision de changer
2. Liste de contrôle de la séance 1 : La décision de changer
3. Fiche de progrès de la séance 1 : La décision de changer

Documents à distribuer au client
1. La décision de changer
2. Exercice de contrôle

Pour commencer la thérapie et réduire l'anxiété initiale du client, qu'il s'agisse d'une thérapie de groupe ou individuelle, il est important de bien lui faire comprendre le but de la séance et votre rôle de conseiller. Le programme *Premier contact* a pour but d'aider les jeunes à examiner l'impact que l'usage d'alcool et de drogues a sur leur vie, de reconnaître que la décision de changer leur appartient et de savoir que pour prendre une décision éclairée, ils doivent se renseigner sur les risques associés à l'usage d'alcool et de drogues ainsi que sur les solutions de rechange.

LE RÔLE DU CONSEILLER

Comme c'est le cas pour l'entrevue motivationnelle, le conseiller n'assume pas le rôle d'enseignant : il aide plutôt le client à explorer ses problèmes d'alcool ou de drogues. Dans l'optique des étapes du changement, le conseiller guide le client dans son évaluation des avantages et des désavantages de son usage d'alcool et de drogues. Cette exploration est utile même pour le client qui éprouve une certaine ambivalence face au changement. À mesure que le client se prépare à changer, le conseiller peut l'aider à découvrir des stratégies pour effectuer le changement.

BRISER LA GLACE, CRÉER UNE COHÉSION AU SEIN DU GROUPE ET ÉTABLIR LES RÈGLES DU GROUPE

Si vous travaillez avec des groupes, la consolidation du groupe a lieu à la séance 1. Pour y arriver, vous pouvez demander aux clients de se présenter et de dire ce qui les a amenés vers le traitement et ce qu'ils espèrent en tirer. Lorsque nous avons élaboré *Premier*

contact, nous avons inclus dans la liste de contrôle de la séance 1 des exercices pour briser la glace. Ces exercices sont un bon moyen d'encourager les participants à divulguer des renseignements personnels qui ne sont pas nécessairement reliés à leur usage d'alcool et de drogues.

Aux étapes de l'élaboration et de la mise à l'essai, *Premier contact* a été dispensé à un groupe. S'il s'agit de groupes dont les membres ne se sont jamais rencontrés auparavant, ils sont souvent silencieux pendant la première moitié de la séance 1, et ne parlent que si on leur adresse la parole. Créer une cohésion au sein du groupe en si peu de temps représente parfois un défi de taille pour le conseiller.

Pour faciliter la création d'une cohésion dans le groupe, il est utile de normaliser l'anxiété initiale des participants et de leur accorder du temps pour se connaître (p. ex. une pause au milieu d'une séance de deux heures). Un autre moyen utile pour créer cette cohésion consiste à demander aux clients de se mettre deux par deux pour les présentations (l'exercice pour briser la glace). On demande alors aux clients de se dire leur nom, leur âge, leur musique ou leur passe-temps préféré, et de découvrir au moins un point qu'ils ont en commun et un point sur lequel ils diffèrent. Enfin, chaque personne présente son partenaire au reste du groupe. Diviser le groupe en petits groupes de deux et passer de nouveau au groupe permet aussi de bouger et de faire quelque chose de nouveau.

La liste de contrôle de la séance 1 prévoit également la possibilité de discuter des différences qui existent parmi les membres du groupe. Cette discussion jette les bases des règles qui régiront le groupe : parce que les participants sont différents en termes de sexe, d'antécédents familiaux, d'usage d'alcool ou de drogues ou d'autres facteurs, les règles du groupe peuvent mettre tout le monde à l'aise et faciliter une communication respectueuse. Les règles devront porter sur la confidentialité, la conduite, la ponctualité et le fait de venir aux réunions sobre.

En ce qui concerne la diversité au sein des groupes, nous avons travaillé avec des groupes présentant des différences relatives au sexe, à la disposition à changer et aux antécédents culturels ou ethniques. Nous avons constaté que les conseillers qui ont l'habitude de travailler avec des groupes ont la capacité de surmonter les obstacles posés par la diversité (Schulman, 1999). Lorsque des besoins spéciaux se présentent, il est recommandé d'offrir des séances de gestion de cas ou de thérapie individuelle pour compléter le travail de groupe.

LA DÉCISION DE CHANGER

L'exercice **La décision de changer** a pour but de déclencher une discussion sur l'ambivalence face au changement dans le but de régler cette ambivalence. Fondé sur les travaux originaux de Jannis et Mann (1977), l'exercice **La décision de changer** amène le client à reconnaître le pour et le contre du changement ainsi que le pour et le contre de l'usage d'alcool et de drogues. Cet exercice vise principalement à démontrer clairement au client que la décision de changer son usage de drogue exige certains compromis. Le simple fait de connaître les avantages et les risques potentiels de l'usage d'alcool et de drogues et de les prioriser facilite l'auto-réévaluation, processus qui, selon Prochaska et DiClemente (1992), joue un rôle important dans la préparation personnelle à changer. L'exercice **La décision de changer** donne au client la possibilité de parler des difficultés qu'il éprouve pour changer et des conséquences qu'il y a à ne pas changer.

Les conseillers auront peut-être envie d'expliquer comment résoudre les problèmes ou comment surmonter les obstacles qui se présentent. Il est toutefois important de commencer par cerner ces obstacles et déterminer ce qu'il y a à perdre à changer. Dans un programme de groupe, les membres parleront d'un obstacle au changement auquel ils se sont heurtés. Les conseillers devront faire preuve de jugement clinique dans les situations où un client semble découragé par des obstacles. Pour aider le client à mettre les obstacles en perspective, encouragez-le et appuyez son initiative personnelle, ou demandez au groupe de le faire. Par exemple, il est parfois utile d'appuyer le client dans sa décision d'obtenir de l'aide, ou encore de faire un parallèle entre une réalisation précédente qui a exigé du temps et de l'effort et sa situation actuelle. Ainsi, le conseiller met en lumière les ressources dont le client dispose pour changer, sans toutefois assumer le rôle d'enseignant.

Enfin, même si l'**exercice de contrôle** est prévu pour la séance 2, il est bon d'en parler à la fin de la première séance. Les clients pourront commencer à examiner de près leur usage d'alcool et de drogues, leurs états de besoin et leur capacité d'adaptation au cours de la semaine à venir. Ainsi, l'information ne sera pas aussi difficile à assimiler à la séance 2.

ÉTABLISSEMENT D'OBJECTIFS

Le programme *Premier contact* s'adresse aussi bien aux personnes qui ne choisissent pas l'abstinence qu'aux personnes qui sont prêtes à abandonner l'usage de l'alcool ou de drogues. Au début du traitement, le client devrait définir clairement son intention d'arrêter ou de réduire son usage d'alcool et de drogues. Un grand nombre de clients refuseront de viser l'abstinence. Le programme *Premier contact* adopte une approche pratique en ce sens qu'il aide les clients à établir des objectifs relatifs à leur usage d'alcool et de drogues et à atteindre ces objectifs. À court terme, cette stratégie a pour but de réduire l'impact négatif de l'usage d'alcool

et de drogues d'une manière qui favorise l'autonomie des clients. À long terme, l'établissement d'objectifs aide les clients à se motiver et à acquérir les compétences dont ils ont besoin pour réduire ou même cesser complètement leur usage d'alcool et de drogues. Les résultats de recherches appuient la validité du principe de donner aux clients le choix des objectifs qu'ils veulent atteindre, car :

- rien ne prouve que les objectifs de traitement fixés par le thérapeute pour le compte du client donnent de meilleurs résultats (Sanchez-Craig, Annis, Bornet et MacDonald, 1984);
- il est plus probable que les clients observeront le traitement lorsqu'ils ont pris eux-même la décision de le suivre (Sobell et Sobell, 1993).

Lorsque vous discutez des objectifs d'usage d'alcool et de drogues, il est important d'expliquer clairement au client que le fait de choisir ses objectifs ne signifie pas que le conseiller approuve ou encourage l'usage d'alcool ou de drogues, surtout s'il est question d'usage d'alcool par une personne qui n'en a pas l'âge légal ou de l'usage de drogues illégales par des jeunes de tous les âges. Pour aider les jeunes à poser des choix éclairés, vous pouvez dire que le meilleur moyen d'éliminer complètement les risques de conséquences négatives est de ne consommer aucun alcool ni aucune drogue *du tout*. Lorsque le client ne choisit pas l'abstinence, il est toutefois important de lui faire sentir qu'une réduction de son usage diminuera aussi les torts causés par l'alcool ou la drogue.

Lorsque le client pense à réduire son usage de drogues, le conseiller devrait mettre l'accent sur le fait que cet objectif est tout à fait raisonnable et réaliste. Par exemple, si, pour une raison ou pour une autre, l'usage d'alcool ou de drogue pose un risque trop grand (entraînant, par exemple, des problèmes juridiques graves ou la perte de relations familiales), le conseiller a alors l'occasion de déterminer comment le client perçoit les risques éventuels de sa consommation, même réduite, ainsi que les avantages de l'abstinence.

Au début, le client ne saura pas quel objectif est le plus réaliste pour lui. C'est pourquoi nous recommandons d'examiner ses objectifs toutes les semaines. Les objectifs visant à réduire l'usage d'alcool ou de drogue devraient être définis clairement afin que :

- le client puisse observer des règles précises et bien réfléchies concernant les limites de son usage d'alcool ou de drogues lorsqu'il se trouve dans des situations qui présentent un risque élevé;
- l'objectif relatif à l'usage d'alcool et de drogues ne se transforme pas, avec le temps, en habitudes pré-traitement.

Objectifs
de la séance 1 : La décision de changer

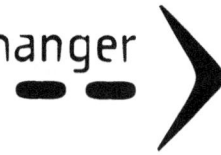

1 Faire comprendre clairement la raison d'être, le format et les objectifs de *Premier contact*.

2 Faciliter la formation du groupe par les moyens suivants :
   a. présenter les chefs de groupe et les clients;
   b. établir les règles du groupe, les normes et les attentes;
   c. commencer à faire ressortir ce que les membres ont en commun pour favoriser le soutien mutuel.

3 Créer une atmosphère agréable et un climat d'acceptation.

4 Encourager les clients à discuter de ce qui les a amenés au programme et de ce qu'ils espèrent tirer du traitement.

5 Faire l'exercice **La décision de changer.**
Objectifs :
   a. Aider les clients à prendre connaissance du processus de prise de décision.
   b. Offrir un endroit où parler des difficultés associées au changement.
   c. Mettre en lumière les conséquences du changement et du status quo.
   d. Reconnaître ce qu'il y a à perdre à changer.
   e. Introduire l'idée du choix et du contrôle à l'égard de l'usage de l'alcool et de drogues.

6 Présenter l'exercice de contrôle à faire toutes les semaines.

Liste de contrôle
de la séance 1 : La décision de changer

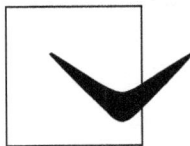

☐✓

Directives à l'intention du conseiller	Quoi faire avec le client et quoi lui dire
☐ 1. Présentation du programme.	«Ce programme s'adresse aux personnes âgées de 14 à 20 ans. Vous allez vous rencontrer pendant deux heures une fois par semaine pendant quatre semaines. Au bout de quatre semaines, le programme sera terminé et vous pourrez décider de ce que vous allez faire à partir de là.» «Ce programme a pour but d'examiner l'impact que l'alcool et la drogue ont sur votre vie. Ce groupe est votre groupe, et vous êtes ici pour vous entraider. Ce que vous vous dites est donc très important. Nous (les thérapeutes) sommes ici pour vous aider à bâtir la confiance et à vous encourager à participer. Nous possédons aussi certains outils de résolution de problèmes que nous aimerions partager avec vous.» «Pour ce qui est de l'usage d'alcool et de drogues, vous n'en êtes pas tous au même point : • Certains d'entre vous n'ont aucune intention de changer votre usage, et vous venez ici parce que vous sentez que nous n'avez pas le choix. • Certains d'entre vous ont des sentiments très mélangés sur la question de changer votre usage d'alcool ou de drogues. • Certains d'entre vous pensent à changer, mais ne savent pas par où commencer. • Certains d'entre vous ont déjà fait certains changements.»
☐ 2. Discutez de la participation dans le groupe et de la confidentialité.	«Ce programme est l'endroit où vous pouvez commencer à résoudre certains des problèmes que vous éprouvez. Plus vous participerez, plus vous allez tirer des résultats du programme. Au cours du programme, nous aurons l'occasion de parler de vos buts dans la vie et de vos objectifs en ce qui concerne votre usage d'alcool ou de drogues. Les décisions que vous allez prendre dépendent toutefois de vous. Parce que les gens ici vont dire des choses personnelles, il est important que l'on s'entende sur un point : tout ce qui est dit dans ce groupe reste à l'intérieur du groupe.» «Il est très important de parler de la confidentialité. Ce que l'on dit dans cette pièce doit rester dans cette pièce. Nous devons obtenir votre permission pour parler à d'autres personnes ou pour divulguer de l'information à d'autres personnes. La confidentialité a toutefois ses limites. Si vous risquez de vous faire du tort ou de faire du tort à autrui, ou si vous risquez de maltraiter des enfants, légalement, nous avons l'obligation de briser la confidentialité. Dans tous les autres cas, la confidentialité est de rigueur.»

Directives à l'intention du conseiller	Quoi faire avec le client et quoi lui dire
❑ 3. Présentation des clients.	«Dans ce groupe, nous allons parler beaucoup et nous allons mieux nous connaître les uns les autres. Pour commencer... »

Exercice pour briser la glace nº 1 : «Pour apprendre à mieux se connaître, je vous demande de vous mettre deux par deux et de discuter des points suivants avec votre partenaire :
• son âge;
• son passe-temps ou sa musique préféré;
• un point que vous avez en commun;
• une différence qui existe entre vous.
Après avoir parlé de ces points, chacun de vous nous parlera de son partenaire.»

Exercice pour briser la glace nº 2 : «Si vous aviez 50 $ à dépenser, quel CD achèteriez-vous? Quel film iriez-vous voir? Où iriez-vous manger ou danser? Pour quel passe-temps dépenseriez-vous cet argent?» |
| ❑ 4. Parlons des différences qui existent entre vous, et des règles du groupe. | Exercice sur les différences (effectué à l'aide d'un tableau à feuilles mobiles ou d'un tableau noir) :
«Nous allons parler des différences qui existent entre les membres du groupe [donnez un exemple comme le sexe, les antécédents, l'usage d'alcool ou de drogues]. Comment pouvons-nous mettre tout le monde à l'aise malgré ces différences? Quelles règles devrions-nous établir pour ce groupe?»

Remarque : Assurez-vous d'inclure les points suivants s'ils ne sont pas mentionnés au cours de la discussion :
• confidentialité (aussi bien la politique du centre que la confidentialité parmi les membres du groupe);
• les règles de conduite générales (p. ex. écouter et ne jamais gêner les autres);
• venir aux séances sobre et arriver à l'heure. |
| ❑ 5. Explorer les préoccupations des clients. | «Cette première séance rend peut-être certains d'entre vous nerveux et vous vous demandez peut-être ce qui va se passer. Je peux vous dire que mon cothérapeute et moi avons animé beaucoup de séances comme celle-ci et vous serez étonnés de voir comme il faut peu de temps pour se connaître et à quel point les participants s'entraident réellement.»

«Qu'est-ce que ça fait :
• d'être forcé de venir ici?
• d'avoir à parler?
• de se faire dire qu'on a un problème?
• de se faire dire par les autres d'arrêter de boire ou de prendre de la drogue?
• de se demander si on va cliquer avec les autres membres du groupe?» |

Directives à l'intention du conseiller	Quoi faire avec le client et quoi lui dire
❑ 6. Discutez de l'exercice **La décision de changer**.	«Nous aimerions parler de certaines difficultés que vous éprouvez pour décider d'arrêter ou de réduire votre usage d'alcool ou de drogues. Qu'est-ce que que vous allez gagner — et perdre — si vous changez? Et si vous ne changez pas?

Façons de discuter de l'exercice :
«Quel désavantage (ou quel avantage) est le plus important?»
«Pourquoi ce désavantage vous préoccupe-t-il?»
«À quel point vos sentiments sont-ils mélangés sur la question de changer votre usage d'alcool ou de drogues?»
«Quelles sont certaines des craintes et certains des espoirs que vous entretenez maintenant?» |
| ❑ 7. Présentez l'**exercice de contrôle**. | «Nous allons utiliser cette fiche chaque semaine afin que vous puissiez dire au groupe ce qui a bien fonctionné et ce qui n'a pas bien fonctionné pendant la semaine. La semaine prochaine, pensez à l'objectif que vous allez vous fixer pour votre usage d'alcool et de drogues. Essayez aussi de vous souvenir quand vous avez pris de l'alcool ou de la drogue, quand vous étiez en état de besoin, et ce que vous avez fait dans ces situations. C'est ce dont nous allons parler à la séance de la semaine prochaine.» |
| ❑ 8. Récapitulation. | «Nommez une chose que vous allez faire cette semaine pour atteindre votre objectif d'usage d'alcool ou de drogue.»
«Vous attendiez-vous à ce que la séance soit comme ça? Avez-vous des questions?»
«Qu'est-ce que vous allez vous dire à votre sortie, dans l'ascenseur? Il est important de le dire ici dans le groupe.»
«Qu'est-ce qui vous a frappé le plus dans cette séance? Si vous parliez à quelqu'un d'autre, que diriez-vous à cette personne de la séance d'aujourd'hui?» |

Fiche de progrès
pour la séance 1 : La décision de changer
● ● ● ● ● ●

NOM : _____   N° DE DOSSIER : _____   DATE DE LA SÉANCE : _____

❏ Annulée par le client (préciser le plan d'action)   Plan d'action : _____
❏ Absent (préciser le plan d'action)   _____
❏ Annulée par le clinicien (préciser le plan d'action)   _____

❏ A participé à la séance 1 du programme *Premier contact*. Ce programme de traitement motivationnel est conçu pour aider les jeunes à examiner l'impact que l'alcool et d'autres drogues ont sur leur vie.

Format de la séance :   ❏ Individuelle   ❏ En groupe

Les points suivants ont été couverts au cours de la séance (cocher une case) :

Couvert	Non couvert	
❏	❏	Le(s) conseiller(s) ont présenté le programme.
❏	❏	Les renseignements sur la participation au programme et la confidentialité ont été revus.
❏	❏	Les clients se sont présentés et ont fait l'exercice pour briser la glace.
❏	❏	Les différences parmi les membres du groupe ont été examinées et les règles du groupe passées en revue.
❏	❏	Les préoccupations des clients quant à leur participation au traitement ont été discutées.
❏	❏	L'exercice **La décision de changer** a été fait. Cet exercice consiste à peser les avantages et désavantages de l'arrêt ou de la réduction de l'usage d'alcool ou de drogues.
❏	❏	Présentation de l'**exercice de contrôle**, en préparation pour la séance 2.
❏	❏	Le(s) client(s) ont(a) été invité(s) à penser à leur objectif d'usage d'alcool ou de drogues pendant la prochaine semaine et ont passé en revue l'expérience de la séance d'aujourd'hui.

Usage d'alcool ou de drogues depuis la dernière séance :   ❏ Abstinence   ❏ Non-abstinence

Alcool ou drogues/Fréquence/Quantité : _____

Objectif(s) d'usage d'alcool ou de drogues :

Participation à la séance de groupe :   ❏ Faible   ❏ Moyenne   ❏ Active

Thérapeutes pour cette séance (pour les séances de groupe seulement) :

Résultat de la séance :

❏ La prochaine séance aura lieu le : _____

❏ Traitement terminé (à la demande du client)*

❏ Traitement terminé (à la demande du thérapeute)*   *feuille médico-administrative demandée

Notes supplémentaires :

_____   _____
Signature/Poste   Date

La décision
de changer

▬ ▬ ▬ ▬ ▬

Lorsque vous prenez la décision de changer, il est bon de réfléchir aux **bons côtés** et aux **moins bons côtés** de votre usage actuel d'alcool ou de drogues. Cochez les deux énoncés qui s'appliquent le mieux à vous.

Les bons côtés

❏ Je n'ai pas besoin de faire face à mes problèmes.

❏ J'ai gagné de la confiance en moi.

❏ J'ai quelque chose à faire quand je m'ennuie.

❏ Je suis sur la même longueur d'ondes que mes amis.

❏ J'ai plus de plaisir aux parties.

❏ Ça m'aide à me calmer et à relaxer.

Énumérez d'autres bons côtés

Les moins bons côtés

❏ Je me sens coupable ou honteux(se).

❏ Je n'aime pas mon apparence ou comment je me sens après avoir pris de l'alcool ou de la drogue.

❏ C'est une source de conflit entre ma famille et moi.

❏ C'est une source de conflit entre mes amis et moi.

❏ Je vais avoir des problèmes d'argent.

❏ Je vais continuer de me sentir anxieux(se) ou déprimé(e).

❏ Je vais nuire à ma santé.

Énumérez d'autres moins bons côtés

Il est bon aussi de penser aux **bons côtés** et aux **moins bons côtés** qu'il y a à réduire ou à arrêter votre usage d'alcool ou de drogues. Cochez les deux énoncés qui s'appliquent le mieux à vous.

Les moins bons côtés de la réduction ou de l'arrêt de mon usage d'alcool ou de drogues

❑ Je me sens plus déprimé(e) ou anxieux(se).
❑ Je n'aurai plus rien à faire quand je vais m'ennuyer.
❑ Je n'aurai plus de moyen de me détendre.
❑ Je vais devoir réorganiser ma vie sociale.
❑ Je ne serai plus sur la même longueur d'ondes que mes amis.
❑ Je ne sais pas si je suis capable de faire durer le changement.

Énumérez d'autres moins bons côtés

Les bons côtés de la réduction ou de l'arrêt de mon usage d'alcool ou de drogues

❑ Je vais sentir que j'ai plus de contrôle sur ma vie.
❑ Mon amour-propre s'améliorera.
❑ Mes relations avec ma famille vont s'améliorer.
❑ Je vais avoir plus d'argent.
❑ Je vais avoir moins de problèmes au travail ou à l'école.
❑ Ce sera plus facile pour moi d'atteindre les buts que je me suis fixés dans la vie.

Énumérez d'autres bons côtés

Adapté de Janis et Mann (1977).

Exercice de contrôle

J'AI PRIS DE L'ALCOOL OU DE LA DROGUE OU J'AI PENSÉ EN PRENDRE

JE VOULAIS PRENDRE DE L'ALCOOL OU DE LA DROGUE...

lundi

mardi

mercredi

jeudi

vendredi

samedi

dimanche

❏ quand j'ai éprouvé des difficultés

❏ juste par plaisir

❏ par habitude

❏ autre

Mes objectifs pour la prochaine semaine :

❏ ne rien prendre

❏ réduire mon usage

❏ travailler sur un de mes objectifs de vie

❏ autre

❏ j'en ai pris

❏ j'ai fait autre chose

❏ j'ai pensé aux conséquences

❏ j'ai évité d'en prendre

❏ autre

MES OBJECTIFS

LORSQUE J'AI PENSÉ PRENDRE DE L'ALCOOL OU DE LA DROGUE

0	5	10

Ma semaine a été

atroce   passable   fantastique

Séance

2

Déclencheurs, conséquences et solutions de rechange

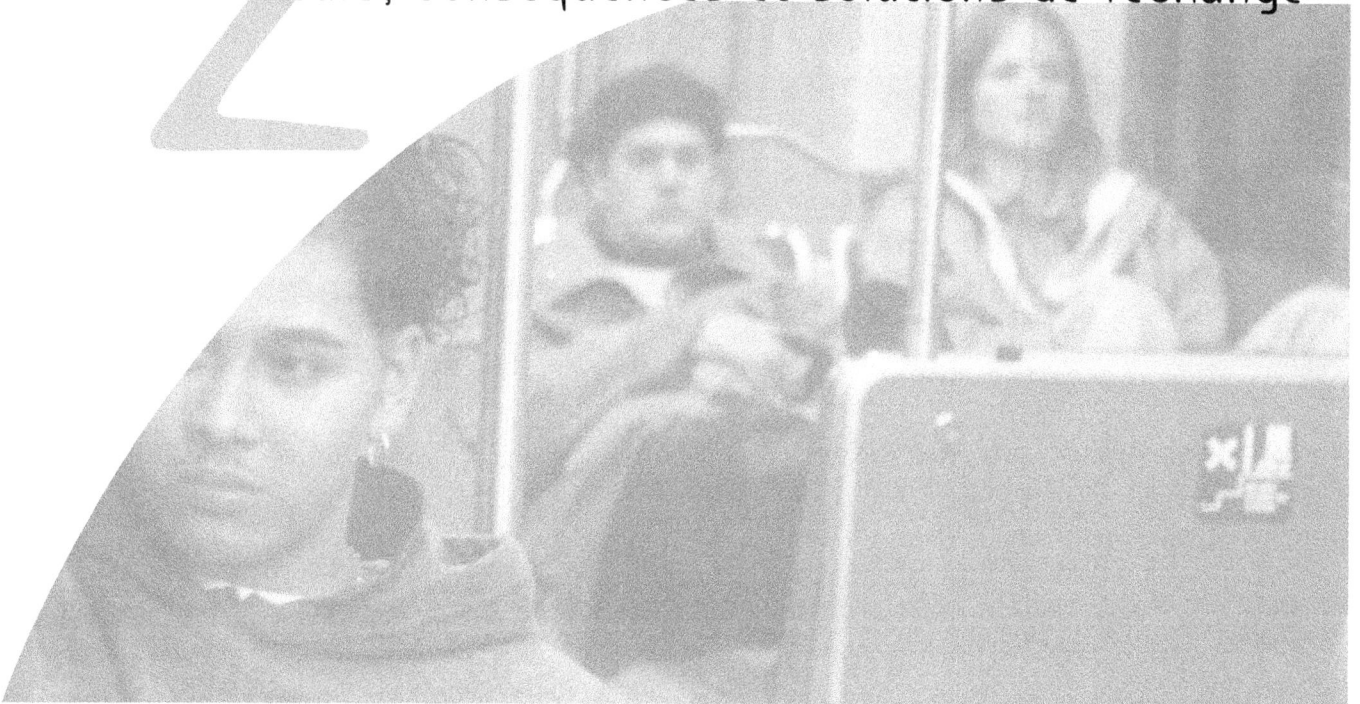

Séance 2
Déclencheurs, conséquences et solutions de rechange

Matériel requis

Ressources à l'intention du conseiller
1. Objectifs de la séance 2 : Déclencheurs, conséquences et solutions de rechange
2. Liste de contrôle de la séance 2 : Déclencheurs, conséquences et solutions de rechange
3. Fiche de progrès de la séance 2 : Déclencheurs, conséquences et solutions de rechange

Documents à distribuer au client
1. Exercice de contrôle
2. Déclencheurs, conséquences et solutions de rechange

Un grand nombre des thèmes présentés au cours de la séance 1 se poursuivent à la séance 2. Par exemple, les clients continueront de parler de leurs expériences, passées et futures, en ce qui concerne les avantages et désavantages de l'usage d'alcool ou de drogues. Lorsque le programme *Premier contact* est dispensé à des groupes, il est bon de reconnaître et de normaliser les difficultés de chaque participant et de voir si d'autres membres du groupe ont eu des expériences semblables afin de donner au client le soutien dont il a besoin et afin de créer un esprit de cohésion au sein du groupe.

EXERCICE DE CONTRÔLE

L'exercice de contrôle réitère les thèmes abordés à la séance 1 et les développe davantage. Dans cet exercice, on demande au client de penser à sa consommation ou à son désir de consommer de l'alcool ou des drogues au cours de la semaine écoulée. Cet exercice lui fait voir les situations où il a pris ou ressenti le besoin de prendre de l'alcool ou de la drogue, et donne au conseiller l'occasion de souligner les réussites, même si elles consistent simplement à réduire la quantité ou la fréquence de l'usage. Le conseiller devrait explorer les réussites attentivement pour que le client en comprenne bien la signification. Beaucoup de jeunes clients disent simplement qu'ils n'ont rien pris. On doit les interroger pour expliquer plus en détail les compétences, les stratégies ou les solutions qu'ils ont employées pour réussir.

D'autres parties de **l'exercice de contrôle** consistent à discuter des déclencheurs, des solutions de rechange et des objectifs d'usage d'alcool ou de drogues. Pour faire parler les clients, les conseillers peuvent leur demander de faire l'exercice de contrôle deux par deux. Les clients font alors l'exercice seuls, puis posent deux questions à la personne à côté d'eux au sujet de leur **exercice de contrôle**.

EXPLORATION DES HABITUDES DE CONSOMMATION

L'exercice **Déclencheurs, conséquences et solutions de rechange** aide les clients à comprendre leurs habitudes de consommation d'alcool et de drogue en faisant ressortir le lien qui existe entre les déclencheurs ou les antécédents et les conséquences positives et négatives qui en ont résulté. Un grand nombre des objectifs de cet exercice découlent des questions soulevées au cours de l'exercice de contrôle, telles que l'identification des déclencheurs et des solutions de rechange. Les clients soutiennent parfois que rien ne déclenche leur envie de consommer. Dans ces cas, il est utile de passer en revue la liste des personnes, des endroits et des situations (p. ex. émotions ou heure de la journée) qui peuvent servir de déclencheurs. Il est également possible que les clients aient mentionné quelque chose au cours de **l'exercice de contrôle** qui donne un indice de ce qui déclenche leur consommation.

Il est important de parler du moment où les conséquences se font ressentir si cette question n'est pas soulevée naturellement au cours de la discussion. D'une part, lorsque les gens boivent ou prennent de la drogue, ils recherchent les effets positifs (relaxation temporaire) que l'alcool ou la drogue leur procure. D'autre part, les conséquences négatives ou nuisibles prennent souvent plus de temps à se manifester et le lien avec l'usage d'alcool ou de drogues n'est pas toujours évident. Par exemple, la baisse graduelle du rendement scolaire pourrait être un résultat à long terme de l'usage d'alcool ou de drogue et ne pas être directement reliée à une occasion en particulier où le client a consommé.

STRATÉGIES DE CHANGEMENT

Après avoir discuté des déclencheurs de l'usage d'alcool et de drogues, le conseiller encourage les clients à choisir une solution de rechange qu'ils sont prêts à employer au cours de la semaine à venir. Parfois, les clients ne se sentent pas assez confiants pour mener de nouvelles activités dans des situations présentant un risque élevé, et cette crainte doit être exprimée et explorée. Pour accroître la compétence personnelle et la confiance du client à essayer de nouvelles façons de faire, nous proposons deux stratégies utiles :

- Identifier ce que les clients font déjà pour réduire leur consommation. Il arrive parfois que les clients ne se rendent pas compte qu'ils font déjà certains efforts pour réduire leur envie ou pour s'éloigner des situations à risque élevé. Les moindres petites activités, comme se tenir occupé, écouter de la musique ou passer du temps en famille ou avec des amis qui ne prennent pas d'alcool ou de drogues, sont reconnues et encouragées;

- Établir un parallèle avec une réalisation précédente. Il est utile de découvrir si les clients ont essayé de réduire ou d'arrêter leur usage d'alcool ou de drogues et si oui, quels moyens ils ont utilisés. Même si ces stratégies n'ont fonctionné que temporairement, le simple fait d'en discuter pour savoir comment les modifier ou les enrichir peut être un moyen fructueux d'accroître les ressources que les clients possèdent déjà.

Objectifs
de la séance 2 : Déclencheurs, conséquences et solutions de rechange

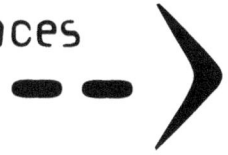

1 Continuer de clarifier les objectifs du traitement et de la consommation.

2 Continuer de faire valoir l'idée du choix et du contrôle par rapport à l'usage d'alcool ou de drogues.

3 Continuer d'offrir, dans un endroit confortable et positif, la possibilité de parler des difficultés et des récompenses associées au changement.

4 Pour les groupes, continuer de faire ressortir les points que les participants ont en commun et de consolider la cohésion du groupe.

5 Remplir la **fiche de contrôle** toutes les semaines.
Objectifs :
  a. Suivre les progrès;
  b. Mettre les réussites en valeur;
  c. Aider les participants à établir des objectifs (concernant leur usage d'alcool ou de drogues et leur vie);
  d. Amener les participants à se rendre compte de leurs états de besoin et à élaborer des stratégies pour surmonter ces moments;
  e. Chercher les exceptions aux habitudes établies;
  f. Multiplier les moments de sobriété;
  g. Mettre en commun des stratégies;
  h. Identifier les situations à risque.

6 Faire l'exercice **Déclencheurs, conséquences et solutions de rechange.**
Objectifs :
  a. Demander aux clients de proposer des options;
  b. Amener les clients à reconnaître les déclencheurs et les conséquences;
  c. Explorer les obstacles au changement;
  d. Accroître la compétence personnelle en relevant ce que les clients font déjà en ce sens;
  e. Identifier les réussites pertinentes du passé («sonder le passé»);
  f. Aider les clients à comprendre leurs habitudes;
  g. Mettre en relief le rapport qui existe entre les conséquences et les déclencheurs;
  h. Examiner les différences qui existent entre les conséquences à court terme et à long terme (positives et négatives).

Liste de contrôle
pour la séance 2 : Déclencheurs, conséquences et solutions de rechange

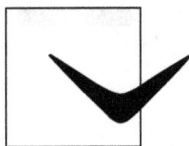

Directive à l'intention du conseiller	Quoi faire avec le client et quoi lui dire
❏ 1. Expliquer le but de l'**exercice de contrôle**.	«Cette liste de contrôle vous aidera à dire au groupe ce qui a bien marché pendant la semaine et ce qui n'a pas bien marché.»
	Définissez ce qu'est un état de besoin : un état de besoin peut être aussi bien une pensée comme «j'aimerais bien fumer un joint maintenant» qu'une expérience physique comme avoir les mains moites ou de la difficulté à rester assis calmement.
	Discutez des progrès de la semaine écoulée : «Parle-nous d'une situation dont tu t'es bien sorti.» «Parle-nous des moments de sobriété que tu as eus cette semaine. Peux-tu en avoir plus?» «Y avait-il quelque chose de plus facile ou de mieux la semaine dernière?»
	Aidez les participants à s'épauler : «Comment d'autres gens ici réagissent-ils lorsqu'ils rencontrent des amis?» «Tu faisais un geste de la tête quand il parlait. À quoi pensais-tu?»
	Aidez les clients à établir des objectifs pour la prochaine semaine : «Cette semaine, qu'est-ce que vous allez faire plus souvent ou encore plus?»
❏ Présentez l'exercice **Déclencheurs, conséquences et solutions de rechange**.	«Cet exercice est le prolongement de ce que nous avons dit pendant l'exercice de contrôle. Il vous aidera à examiner vos habitudes de consommation, les déclencheurs ainsi que les avantages et les conséquences de votre usage d'alcool et de drogues. Pour contrôler cet usage, la première étape consiste à comprendre tous ces points.»
	Expliquez ce que sont les déclencheurs, les comportements et les conséquences — commencez par discuter des déclencheurs : «Par déclencheurs, on entend les situations qui vous conduisent à prendre de l'alcool ou de la drogue. Les déclencheurs peuvent être des gens, des endroits, des choses, des heures de la journée ou des émotions. Les comportements sont l'usage d'alcool ou de drogues. Les conséquences sont les événements qui surviennent après que vous avez consommé de l'alcool ou de la drogue. Ces conséquences sont positives et négatives en même temps : qui peut me donner des exemples de déclencheurs?» (Suggestion : demandez à un des clients d'inscrire les réponses du groupe sur un tableau à feuille mobiles.)

Directive à l'intention du conseiller	Quoi faire avec le client et quoi lui dire
	«Quels ont été les déclencheurs cette semaine? [se reporter à l'**exercice de contrôle**]» «Quels autres déclencheur vous viennent à l'esprit?» Discutez des conséquences : «Nommez certaines choses qui se produisent après que vous avez consommé de l'alcool ou de la drogue. Qu'est-ce que vous remarquez quant au moment où ces conséquences surviennent?» «Certains clients disent que consommer de l'alcool ou de la drogue était réellement amusant au début mais que ce n'est plus aussi amusant maintenant. Y a-t-il quelqu'un dans le groupe qui ressent la même chose?» «Certaines des conséquences sont cachées ou sont des possibilités perdues. Quelqu'un a-t-il déjà laissé passer une possibilité à cause de son usage d'alcool ou de drogue?» Discutez des solutions de rechange : «Pendant vos jours de sobriété, qu'est-ce qui a marché pour vous?» «Qu'est-ce qui va vous aider à ne pas consommer d'alcool ou de drogue?» «Quand vous avez envie de consommer de l'alcool ou de la drogue, qu'est-ce qui peut vous empêcher de faire autre chose?» «Que serait la chose la plus facile à faire différemment?»
❏ 3. Récapitulation.	Pensez aux façons de mettre en application l'exercice **Déclencheurs, conséquences et solutions de rechange** dans votre vie de tous les jours : «Quelle solution de rechange pourriez-vous mettre à l'essai cette semaine?»

Fiche de progrès
pour la séance 2 : Déclencheurs, conséquences et solutions de rechange

● ● ● ● ● ●

NOM : _____   N° DE DOSSIER : _____   DATE DE LA SÉANCE : _____

❑ Annulée par le client (préciser le plan d'action)   Plan d'action : _____

❑ Absent (préciser le plan d'action)   _____

❑ Annulée par le clinicien (préciser le plan d'action)   _____

❑ A participé à la séance 2 du programme *Premier contact.*

Format de la séance :   ❑ Individuelle   ❑ En groupe

Les points suivants ont été couverts au cours de la séance (cocher une case) :

Couvert	Non couvert	
❑	❑	Le but de **l'exercice de contrôle** a été revu. Les clients ont fait **l'exercice de contrôle.**
❑	❑	Les clients ont discuté des progrès qu'ils ont réalisés pendant la semaine écoulée.
❑	❑	Les conseillers et le groupe ont aidé les clients à fixer les objectifs de la semaine à venir.
❑	❑	Les conseillers ont présenté l'exercice **Déclencheurs, conséquences et solutions de rechange**.
❑	❑	Ils ont effectivement examiné ces déclencheurs et ces conséquences.
❑	❑	Le groupe a examiné les solutions de rechange et les clients ont été invités à mettre une solution de rechange à l'essai pendant la semaine à venir.
❑	❑	Le groupe a examiné l'expérience d'aujourd'hui.

Usage d'alcool ou de drogues depuis la dernière séance : ❑ Abstinence ❑ Non-abstinence

Alcool ou drogues/Fréquence/Quantité : _____

Objectif(s) de consommation d'alcool ou de drogues :

Participation à la séance de groupe : ❑ Faible ❑ Moyenne ❑ Active

Thérapeutes pour cette séance (pour les séances de groupe seulement) :

Résultat de la séance :

❑ La prochaine séance aura lieu le : _____

❑ Traitement terminé (à la demande du client)*

❑ Traitement terminé (à la demande du thérapeute)*   *feuille médico-administrative demandée

Notes supplémentaires :

_____   _____

Signature/Poste   Date

Exercice de contrôle

J'AI PRIS DE L'ALCOOL OU DE LA DROGUE OU J'AI PENSÉ EN PRENDRE

lundi

mardi

mercredi

jeudi

vendredi

samedi

dimanche

JE VOULAIS PRENDRE DE L'ALCOOL OU DE LA DROGUE...

❑ quand j'ai éprouvé des difficultés

❑ juste par plaisir

❑ par habitude

❑ autre

Mes objectifs pour la prochaine semaine :

❑ ne rien prendre

❑ réduire mon usage

❑ travailler sur un de mes objectifs de vie

❑ autre

MES OBJECTIFS

❑ j'en ai pris

❑ j'ai fait autre chose

❑ j'ai pensé aux conséquences

❑ j'ai évité d'en prendre

❑ autre

LORSQUE J'AI PENSÉ PRENDRE DE L'ALCOOL OU DE LA DROGUE

Ma semaine a été

0	5	10
atroce	passable	fantastique

Déclencheurs,
conséquences et solutions de rechange

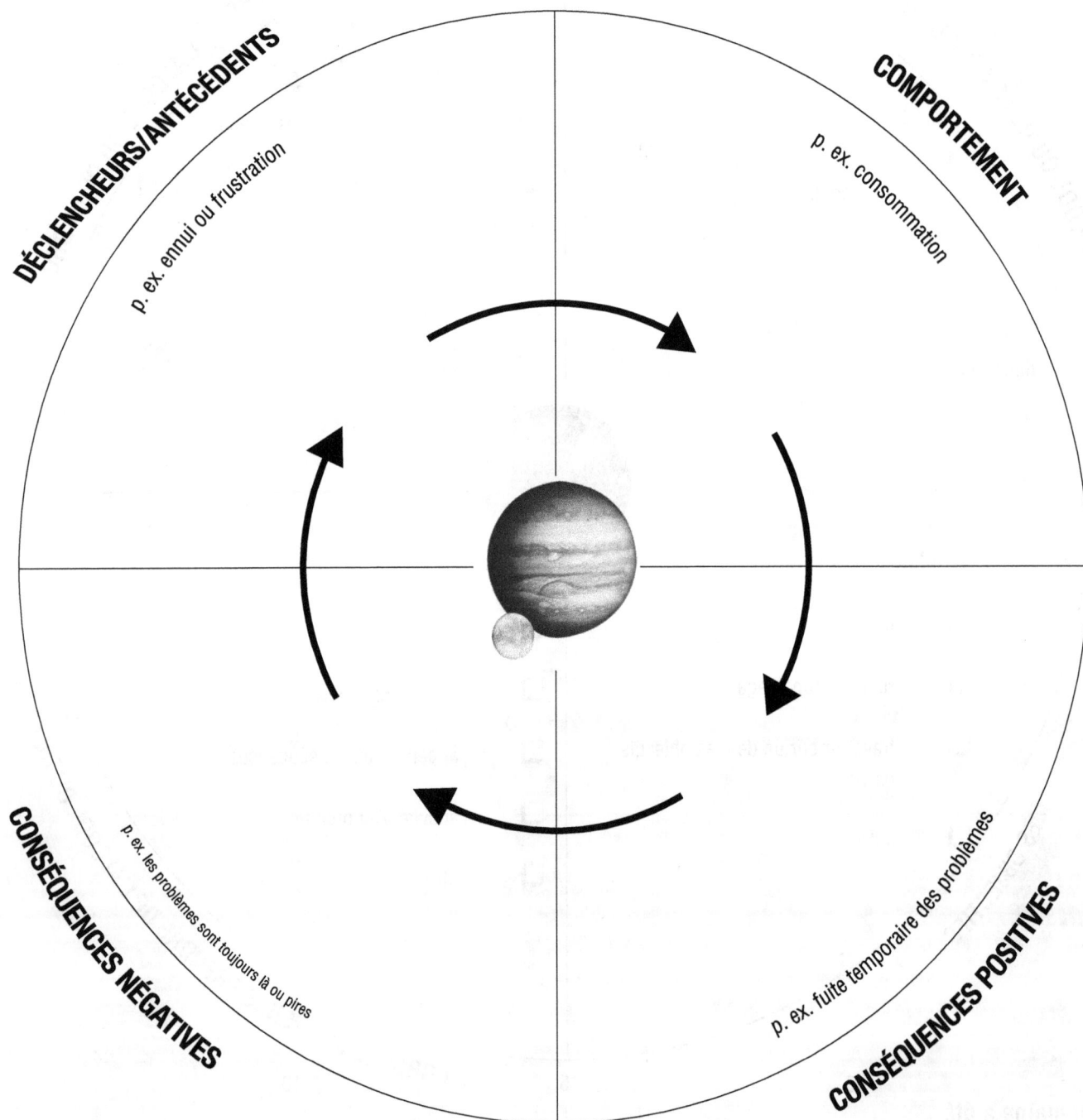

DÉCLENCHEURS/ANTÉCÉDENTS

p. ex. ennui ou frustration

COMPORTEMENT

p. ex. consommation

CONSÉQUENCES NÉGATIVES

p. ex. les problèmes sont toujours là ou pires

CONSÉQUENCES POSITIVES

p. ex. fuite temporaire des problèmes

Séance 3

Ce qui est important pour moi

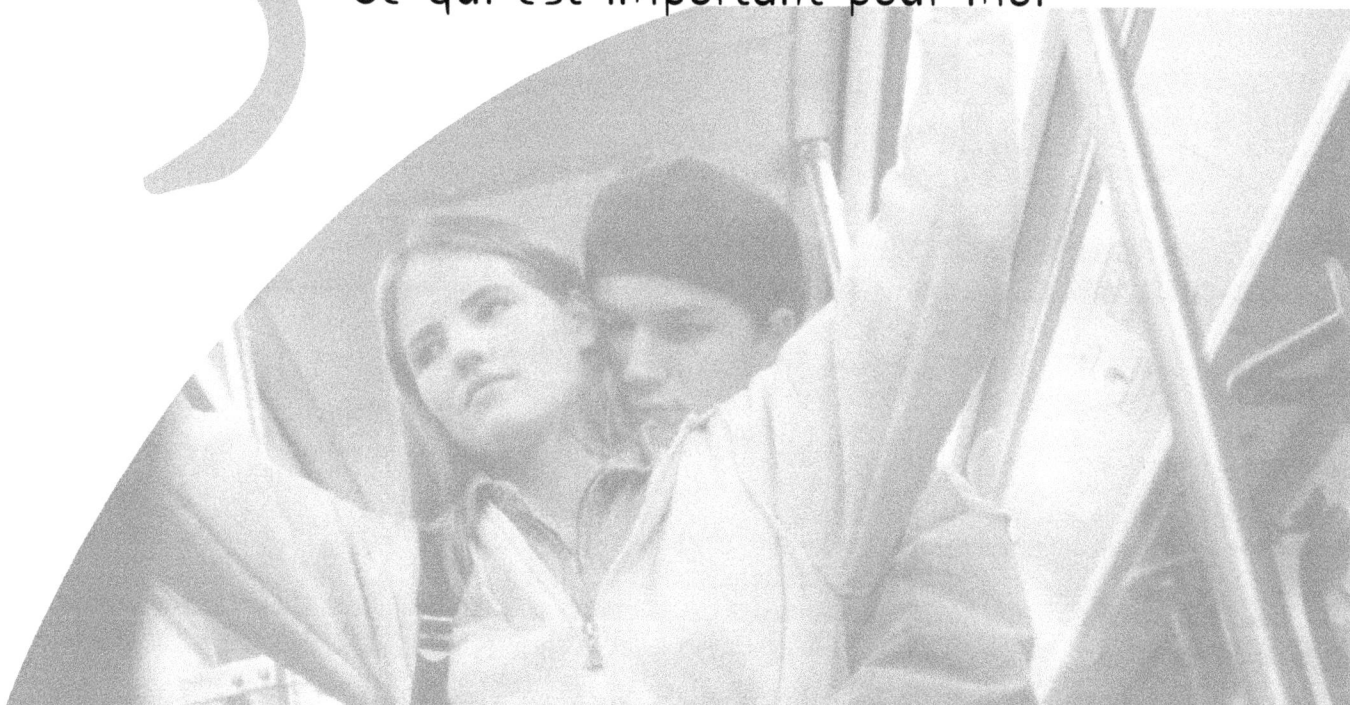

Séance 3
Ce qui est important pour moi

EXERCICE DE CONTRÔLE

La séance 3 commence par **l'exercice de contrôle**. Les objectifs de cet exercice sont énoncés à la page **39**. Bien que poser des questions au sujet des déclencheurs et des solutions de rechange fasse partie intégrante de cet exercice, le conseiller peut poser des questions supplémentaires en fonction de ce qui a été discuté au cours de l'exercice **Déclencheurs, conséquences et solutions de rechange**, à la séance 2.

OBJECTIFS DE VIE ET VALEURS HUMAINES

La séance 3 inclut l'exercice **Ce qui est important pour moi**, qui porte sur les objectifs de vie et les valeurs humaines. Le document à distribuer au client est adapté d'une recherche par Miller et C'deBaca (1994) portant sur les objectifs de vie et les valeurs humaines. Plusieurs approches thérapeutiques, comme la thérapie axée sur la résolution de problèmes et l'entrevue motivationnelle appuient l'utilité d'explorer les objectifs de vie et les valeurs humaines (Berg, 1995). Clarifier les objectifs de vie qu'un client souhaite atteindre et déterminer sa situation actuelle aide à évaluer les écarts, l'un des aspects les plus importants de plusieurs thérapies, dont la technique d'entrevue motivationnelle (Miller et Rollnick, 1991). En discutant de ce qui est important pour le client, on l'aide à reconnaître ses aspirations, ses points forts et ses compétences, au lieu de se pencher exclusivement sur les domaines problématiques de sa vie. Cette approche est axée sur les solutions (Berg, 1995).

Comprendre les objectifs de vie d'un client permet également d'orienter la discussion sur la façon dont l'usage d'alcool et de drogues l'empêche de progresser en vue d'atteindre ses objectifs. Les clients peuvent penser que l'usage de drogues les aide à atteindre certains objectifs, comme celui d'être populaire. Toutefois, la plupart reconnaîtront que l'usage d'alcool et de drogues réduit, dans une certaine mesure, la capacité à atteindre les objectifs de vie (p. ex. terminer les études).

L'exercice **Ce qui est important pour moi** devrait prévoir une discussion sur les mesures concrètes que peut prendre le client pour progresser vers ses objectifs. Le document «Dix façons d'atteindre tes buts» est inclus dans cet exercice pour aider le client à établir les prochaines mesures qu'il doit prendre pour atteindre un objectif donné. Cependant, il est important que le conseiller l'aide à transformer ses objectifs de vie en étapes ou en activités concrètes qu'il pourra théoriquement effectuer au cours de la semaine suivante. Le conseiller peut également aider le client à établir des objectifs à court terme qui soient à la fois réalistes et mesurables.

Objectifs
de la séance 3 : Ce qui est important pour moi

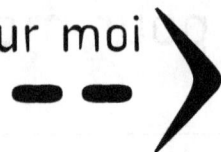

1 Réévaluer les objectifs du traitement et de l'usage d'alcool et de drogues.

2 Déterminer si les clients ont essayé de répondre différemment à une situation donnée depuis la dernière séance.

3 Continuer à établir des rapports entre les conséquences et les déclencheurs.

4 Dans les groupes, continuer de faire ressortir les caractéristiques communes des clients et de favoriser la cohésion du groupe.

5 Faire l'exercice **Ce qui est important pour moi**.
Objectifs :
    a. Aider les clients à parler de l'avenir (p. ex. espoirs et attentes);
    b. Établir des écarts...;
    c. Examiner l'impact de l'usage de drogues sur l'atteinte des objectifs;
    d. Revoir l'atteinte des objectifs :
        • situation il y a six mois;
        • situation actuelle;
        • progrès envisagés d'ici six mois;
    e. Essayer d'établir des plans et ce qu'il faut faire prochainement pour atteindre ces objectifs.

Liste de contrôle
de la séance 3 : Ce qui est important pour moi

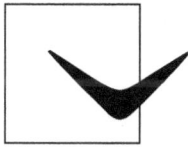

Directives à l'intention du conseiller	Quoi faire avec le client et quoi lui dire
☐ 1. **Exercice de contrôle**.	Discuter des progrès réalisés au cours de la semaine passée : pour des conseils, voir **l'exercice de contrôle** de la séance 2.
	Aidez les clients à entrevoir les tendances qui se dessinent pour ce qui est de leur usage d'alcool ou de drogues ou de leurs stratégies de changement : «Quelles stratégies présentées dans l'exercice de la semaine dernière sur les déclencheurs et les solutions de rechange avez-vous essayées?» «Comment les dernières semaines se sont-elles passées pour vous – mieux, pire ou à peu près la même chose?»
	Aidez les clients à utiliser des stratégies autres que la fuite : «Éviter les déclencheurs est le premier pas pour beaucoup de gens. Quels en sont les avantages et les désavantages?» «Quelle est la prochaine étape?»
☐ 2. Présentez l'exercice **Ce qui est important pour moi**.	« Cet exercice a pour but de découvrir ce que vous recherchez dans la vie. Lisez la liste au complet et choisissez les 10 choses les plus importantes que vous souhaiteriez obtenir et pour lesquelles vous êtes prêts à faire des efforts.» (Pour les grands groupes, faites choisir 10 éléments mais discutez seulement des deux ou trois premiers).
	Affirmation : «Il semble que vous souhaiteriez faire certains changements dans votre vie et que vous savez ce que vous voulez.»
	Tâchez de rendre plus concrètes les mesures à prendre pour vous rapprocher de ces objectifs : «Quand vous vous imaginez en train de faire cela, que faites-vous? Par quelles étapes passez-vous pour y parvenir?»

Directives à l'intention du conseiller	Quoi faire avec le client et quoi lui dire
	Discutez des conséquences de l'usage d'alcool et de drogues sur la réalisation de ces objectifs : «Quelle place occupent l'alcool et la drogue par rapport à vos objectifs?» «Où en étiez-vous il y a six mois par rapport à vos objectifs?» «Que pensez-vous réaliser d'ici six mois?» «Comment vous situez-vous par rapport à votre usage d'alcool et de drogues?»
❑ 3. Récapitulation.	Intégration des objectifs de vie «Quelle est la chose que vous pourriez faire cette semaine et qui vous aiderait à vous rapprocher de l'un de vos objectifs de vie?»

Fiche de progrès
pour la séance 3 : Ce qui est important pour moi
• • • • • •

NOM : _____   N° DE DOSSIER : _____   DATE DE LA SÉANCE : _____

❑ Annulée par le client (préciser le plan d'action)   Plan d'action : _____
❑ Absent (préciser le plan d'action)   _____
❑ Annulée par le clinicien (préciser le plan d'action) _____

❑ A participé à la séance 3 du programme *Premier contact*.

Format de la séance :   ❑ Individuelle   ❑ En groupe

Les points suivants ont été couverts au cours de la séance (cocher une case) :

Couvert	Non couvert	
❑	❑	Le client a fait **l'exercice de contrôle** et discuté de ses progrès au cours de la dernière semaine.
❑	❑	Le conseiller et le groupe ont aidé le client à élaborer des stratégies pour faire face aux situations présentant un risque élevé.
❑	❑	Le conseiller a présenté l'exercice **Ce qui est important pour moi.**
❑	❑	Le client a fait l'exercice **Ce qui est important pour moi** et en a discuté.
❑	❑	L'impact de l'usage d'alcool et de drogues sur les objectifs de vie a été examiné.
❑	❑	Le conseiller a demandé au client de nommer une mesure à prendre la semaine prochaine pour se rapprocher de l'un de ses objectifs de vie.
❑	❑	Le conseiller a demandé au client d'essayer une nouvelle stratégie cette semaine pour remplacer l'usage d'alcool et de drogues.
❑	❑	Les clients ont passé en revue l'expérience de la séance d'aujourd'hui.

Usage d'alcool ou de drogues depuis la dernière séance : ❑ Abstinence ❑ Non-abstinence
Alcool ou drogues/Fréquence/Quantité : _____
Objectif(s) de consommation d'alcool ou de drogues : _____
Participation à la séance de groupe : ❑ Faible ❑ Moyenne ❑ Active
Thérapeutes pour cette séance (pour les séances de groupe seulement) : _____
Résultat de la séance : _____
❑ La prochaine séance aura lieu le : _____
❑ Traitement terminé (à la demande du client)*
❑ Traitement terminé (à la demande du thérapeute)*   *feuille médico-administrative demandée
Notes supplémentaires : _____

_____   _____
Signature/Poste   Date

Exercice de contrôle

J'AI PRIS DE L'ALCOOL OU DE LA DROGUE OU J'AI PENSÉ EN PRENDRE

JE VOULAIS PRENDRE DE L'ALCOOL OU DE LA DROGUE...

lundi

mardi

mercredi

jeudi

vendredi

samedi

dimanche

❑ quand j'ai éprouvé des difficultés

❑ juste par plaisir

❑ par habitude

❑ autre

Mes objectifs pour la prochaine semaine :

❑ ne rien prendre

❑ réduire mon usage

❑ travailler sur un de mes objectifs de vie

❑ autre

❑ j'en ai pris

❑ j'ai fait autre chose

❑ j'ai pensé aux conséquences

❑ j'ai évité d'en prendre

❑ autre

MES OBJECTIFS

LORSQUE J'AI PENSÉ PRENDRE DE L'ALCOOL OU DE LA DROGUE

Ma semaine a été

0	5	10
atroce	passable	fantastique

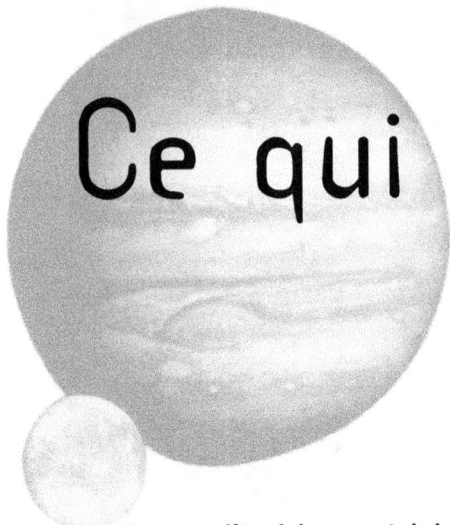

Ce qui est important pour moi

Lis la liste complète ci-dessous et choisis les **10 buts** dans la vie **les plus importants** pour toi.

❏ **Amitié**
avoir des amis(es) compréhensifs et proches

❏ **Espoir**
maintenir une attitude positive à l'égard de la vie

❏ **Estime de soi**
m'aimer comme je suis

❏ **Accomplissement**
accomplir et réussir

❏ **Confort**
avoir une vie agréable et confortable

❏ **Réputation**
être connu(e) et reconnu(e)

❏ **Humour**
voir le côté drôle de moi-même et du reste du monde

❏ **Amour**
être aimé(e) par mes proches

❏ **Romantisme**
avoir une liaison amoureuse intense et excitante

❏ **Connaisance de soi**
avoir une compréhension honnête de moi-même

❏ **Acceptation**
être accepté(e) par les autres

❏ **Attrait**
être physiquement attirant(e)

❏ **Confiance**
être une personne digne de confiance

❏ **Flexibilité**
être capable de s'ajuster à des situations nouvelles ou inhabituelles

❏ **Gaieté**
s'amuser et avoir du plaisir

❏ **Santé**
être physiquement en forme et en bonne santé

❏ **Indépendance**
être indépendant(e) des autres

❏ **Loisir**
avoir le temps de relaxer et d'en profiter

❏ **Aimer**
donner de l'amour aux autres

❏ **Modération**
éviter les excès et trouver un juste milieu

❏ **Monogamie**
avoir une seule relation amoureuse significative

❏ **Plaisir**
se sentir bien

❏ **Popularité**
être aimé(e) de plusieurs personnes

❏ **Contrôle de soi**
être discipliné(e) et contrôler mes propres actions

❏ **Sexualité**
avoir une vie sexuelle active et satisfaisante

❏ **Richesse**
avoir beaucoup d'argent

❏ **Contribution**
contribuer à quelque chose qui va durer

- ❏ **Créativité**
  avoir des idées nouvelles et originales

- ❏ **Fidélité**
  être loyal(e) et fiable dans les relations

- ❏ **Famille**
  avoir une famille heureuse

- ❏ **Volonté de Dieu**
  rechercher la volonté de Dieu et y
  obéir

- ❏ **Paix intérieure**
  avoir une paix intérieure

- ❏ **Connaissance**
  apprendre et posséder des
  connaissances

- ❏ **Ordre**
  avoir une vie bien organisée

- ❏ **Réalisme**
  agir de façon réaliste et pratique

- ❏ **Sécurité**
  être en sécurité

- ❏ **Simplicité**
  vivre une vie simple avec un minimum
  de besoins

- ❏ **Spiritualité**
  grandir spirituellement

- ❏ **Tolérance**
  accepter et respecter ceux qui sont
  différents de moi

- ❏ **Exactitude**
  être adéquat(e) dans mes opinions et
  mes actions

- ❏ **Aventure**
  avoir des expériences nouvelles
  et passionnantes

- ❏ **Courtoisie**
  être poli(e) et considérer les autres

- ❏ **Pardonner**
  pardonner aux autres

- ❏ **Travail**
  bien faire mes tâches de la vie

- ❏ **Logique**
  être conséquent(e) dans mes actions

- ❏ **Stabilité**
  avoir une vie assez cohérente et
  stable

10 façons d'atteindre tes buts

1. **Désir :** Choisis un but que tu veux vraiment réaliser.

2. **Confiance :** Choisis un but qui est important mais réaliste, et un autre que tu crois vraiment être capable de réaliser.

3. **Avantages :** Dresse la liste des avantages que tu retireras de ces buts, plus il y a d'avantages, plus tu seras motivé(e) et persistant(e).

4. **Obstacles :** Il y a toujours des obstacles qui t'empêcheront d'atteindre les buts qui en valent la peine. Identifie quelques obstacles et pense à comment tu vas transiger avec ceux-ci.

5. **Connaissance :** Qu'est-ce que tu as besoin de savoir pour atteindre tes buts.

6. **Personne :** Identifie les personnes qui pourraient t'aider à atteindre tes buts.

7. **Situation actuelle** : Evalue où tu en es dans l'atteinte de tes buts. Exemple : Si tu veux améliorer ton estime de toi, évalue sur une échelle de 1 à 10 où tu en es rendu(e)? «Un petit pas à la fois peut t'aider à t'approcher de ton but?»

8. **Plan :** Fais un plan, divise-le en petites étapes, fais des étapes concrètes et sois prêt(e) à réviser ton plan. Rappelle-toi, il n'y a pas de premier plan parfait.

9. **Échéance :** Fixe-toi un délai limite pour atteindre tes objectifs. Ensuite, pense à combien de temps il te faut pour terminer la première étape.

10. **Persister :** Des erreurs et des déceptions peuvent survenir, mais garde en tête que tu peux y arriver. Ça ne sera pas toujours facile d'atteindre tes buts.

Adapté de Miller, W. R., et C'deBaca, J. (1994).

Séance 4

Les étapes du changement

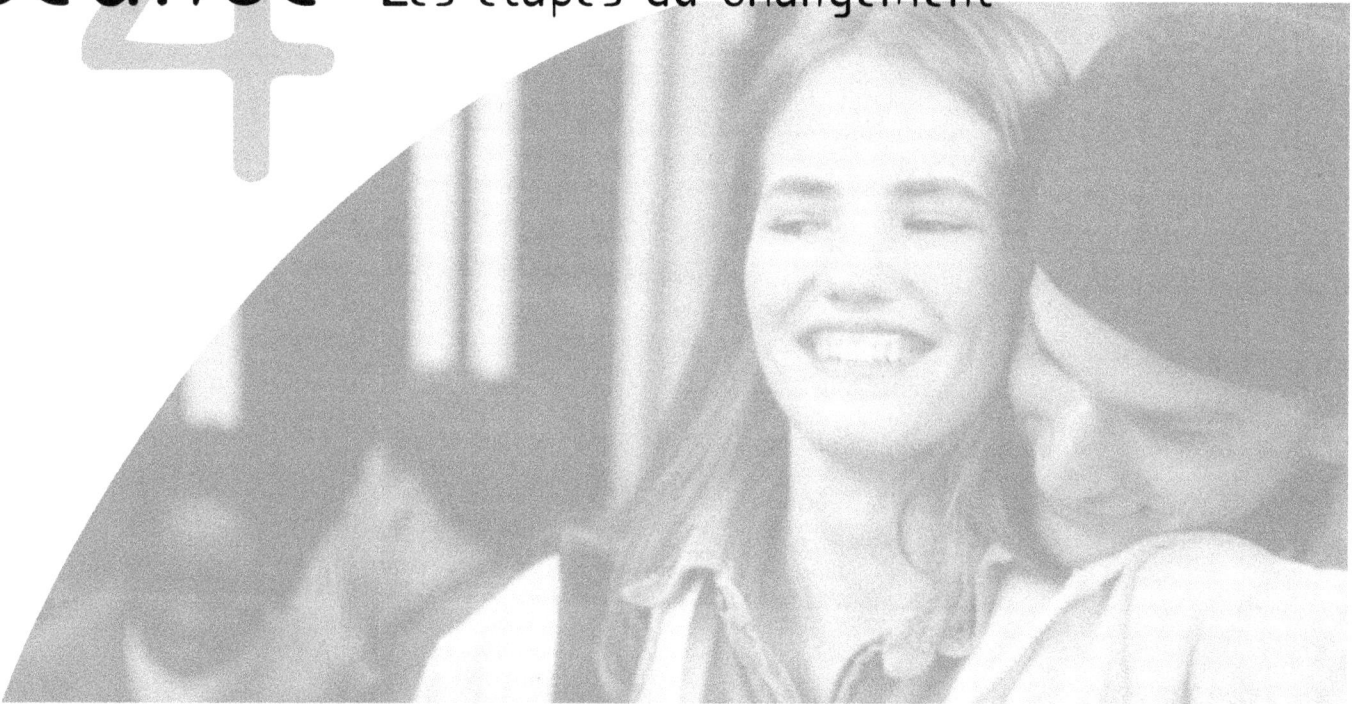

Séance 4
Les étapes
du changement

<table>
<tr><td>

Matériel requis

Ressources à l'intention du conseiller
1. Objectifs de la séance 4 : Les étapes du changement
2. Liste de contrôle de la séance 4 : Les étapes du changement
3. Fiche de progrès de la séance 4 : Les étapes du changement

Documents à distribuer au client
1. Exercice de contrôle
2. Les étapes du changement

</td></tr>
</table>

EXAMEN DU PROCESSUS DE CHANGEMENT

La séance 4 est la dernière séance du programme *Premier contact*. Par conséquent, les objectifs principaux des clients pour cette séance consistent à examiner les progrès effectués et à affirmer les changements positifs qui sont survenus dans leur vie (même s'il s'agit simplement d'une plus grande prise de conscience), et si le conseiller anime une réunion de groupe *Premier contact*, d'examiner le processus de groupe et de mettre l'accent sur la communication et le soutien qui ont pris place. Étant donné que beaucoup de ces jeunes clients ont de la difficulté à terminer ce qu'ils entreprennent, il est également utile de les féliciter d'avoir terminé le programme *Premier contact*. Montrez que vous reconnaissez qu'il faut beaucoup de motivation et de courage pour examiner les conséquences de l'usage d'alcool et de drogues sur leur vie.

L'exercice **Les étapes du changement** est inclus pour faire comprendre aux clients que le changement est un processus et qu'il faut entrevoir le changement à long terme. L'exercice **Les étapes du changement** n'utilise pas les termes originaux proposés par Prochaska et coll. (1992). Ces termes ont par contre été modifiés pour refléter le thème du voyage spatial figurant dans les illustrations. Nous avons utilisé un langage de tous les jours qui plaît davantage aux jeunes.

Étapes du changement (Prochaska et coll., 1992)	Phrases utilisées dans l'exercice **Les étapes du changement** de *Premier Contact*
Précontemplation	Je ne suis pas intéressé à changer
Contemplation	Devrais-je rester ou devrais-je partir?
Préparation	Je me prépare
Action	Je décolle!
Maintien	Je garde le cap
Rechute	Je fais fausse route
Changement permanent	J'ai découvert un monde nouveau

On demande aux clients d'indiquer à quelle étape ils se trouvaient au début du programme *Premier contact* et de préciser où ils se situent maintenant. Cet exercice met en lumière les changements survenus et les mesures que les clients ont prises pour effectuer ces changements. Il est également utile de parler de moyens concrets pour maintenir les progrès réalisés et passer à l'étape suivante (pour les clients qui n'en sont pas encore à l'étape du maintien).

BESOINS EN MATIÈRE DE TRAITEMENT ET OPTIONS POUR L'AVENIR

Cette séance est également l'occasion de parler aux clients des traitements dont ils auront besoin après le programme *Premier contact*. Le plan de traitement recommandé dépendra des caractéristiques du client, de sa réponse au traitement et des options disponibles. On suggère généralement les soins continus aux personnes qui ont bien répondu au programme et qui n'ont pas d'autres besoins urgents en matière de traitement. On peut envisager pour les clients qui ont des besoins additionnels la thérapie individuelle ou familiale ou l'apprentissage d'aptitudes spécifiques (p. ex. gestion de la colère). Pour ceux qui n'ont pas répondu au traitement, il peut être bon de conseiller la gestion de cas ou de les diriger vers d'autres programmes d'intervention plus intensifs (p. ex. un programme communautaire de jour).

Objectifs
de la séance 4 : Les étapes du changement

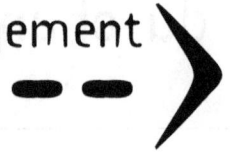

1 Revoir les progrès effectués, mettre l'accent sur la réussite, surtout par rapport aux obstacles au changement.

2 Continuer de discuter des objectifs d'usage d'alcool et de drogues dans le contexte des «objectifs de vie».

3 Discuter de la planification d'un traitement futur.

4 Revoir le programme *Premier contact* et les changements réalisés dans tous les aspects de la vie.

5 Étudier de nouveau le processus de groupe – insister sur l'importance de la mise en commun comme moyen positif de prendre des risques.

6 Reconnaître que le cycle du programme *Premier contact* est achevé (p. ex. succès et réalisation).

7 Faire l'exercice **Les étapes du changement**.
Objectifs :
   a. Accroître la prise de conscience du changement en tant que processus;
   b. Identifier les étapes du changement des clients;
   c. Faire des changements plus concrets au-delà du traitement *Premier contact*;
   d. Découvrir des moyens plus concrets de parvenir à l'étape suivante.

Liste de contrôle
de la séance 4 : Les étapes du changement

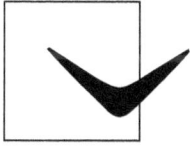

Directives à l'intention du conseiller	Quoi faire avec le client et quoi lui dire
❑ 1. **Exercice de contrôle**.	Discutez des progrès réalisés au cours de la dernière semaine. Pour des conseils, voir **l'exercice de contrôle** de la séance 2. Aidez les clients à consolider le changement : «Au cours des quatre dernières semaines, quelles stratégies vous ont été le plus utiles?» «Est-ce que vous pouvez continuer à vous limiter dans votre usage (ou abstinence) d'alcool et de drogues?»
❑ 2. Présentez l'exercice **Les étapes du changement**.	Examinez et consolidez les progrès : «Cet exercice vous aidera à faire le point sur votre situation. Le changement est un peu comme un voyage. Certaines personnes n'ont absolument pas envie de faire ce voyage. D'autres hésitent et se posent la question suivante : devrais-je partir ou rester ici? D'autres sont déjà prêts à décoller... etc.» Lisez les énoncés ci-dessous et dites-nous : Où en étiez-vous à votre arrivée? Où vous situez-vous maintenant? Qu'est-ce-qui vous a mené au changement (si c'est le cas)? Quels sont les prochaines étapes (p. ex. stratégies d'adaptation, recommandation à un traitement)?
❑ 3. Discutez des options de traitement additionnelles.	Examinez la planification de tout traitement futur : «À cette étape, quelle sorte d'aide additionnelle pourrait être utile? Sur quoi aimeriez-vous vous concentrer au cours des deux prochains mois?»
❑ 4. Récapitulation.	Mettez en lumière les changements et les progrès, examinez le processus de traitement, et obtenez l'avis des clients : «Qu'avez-vous pensé au sujet de votre présence ici depuis quatre semaines?» «Qu'avez-vous pensé de la première séance de groupe?» «Comment les choses ont-elles changé pour vous au cours de ces quatre semaines?» (insistez sur le fait que le client a été capable de persister malgré ses difficultés initiales.) «Qu'est-ce qui a été le plus utile dans le traitement?» « Avez-vous des suggestions pour améliorer ces séances?»

Fiche de progrès
de la séance 4 : Les étapes du changement

• • • • • ●

NOM : _____   N° DE DOSSIER : _____   DATE DE LA SÉANCE : _____

❑ Annulée par le client (préciser le plan d'action)   Plan d'action : _____

❑ Absent (préciser le plan d'action)   _____

❑ Annulée par le clinicien (préciser le plan d'action)   _____

❑ A participé à la séance 3 du programme *Premier contact*.

Format de la séance :   ❑ Individuelle   ❑ En groupe

Les points suivants ont été couverts au cours de la séance (cocher une case) :

Couvert	Non couvert	
❑	❑	Les clients ont fait **l'exercice de contrôle** et discuté des progrès réalisés au cours de la semaine.
❑	❑	Le(s) conseiller(s) et le groupe ont aidé le client à revoir les stratégies pour faire face aux situations présentant un risque élevé.
❑	❑	Le(s) conseiller(s) ont présenté l'exercice **Les étapes du changement.**
❑	❑	Le client a fait l'exercice **Les étapes du changement** et en a discuté.
❑	❑	La préparation, la motivation et l'engagement à changer l'usage d'alcool et de drogues ont été explorés.
❑	❑	On a discuté de ce qu'il faut faire pour maintenir le changement ou atteindre les objectifs actuels (p. ex. «les prochaines étapes»).
❑	❑	On a demandé aux clients comment ils ont trouvé leur expérience de groupe au cours des quatre dernières semaines. On leur a demandé de suggérer des façons d'améliorer l'expérience de groupe.

Usage d'alcool ou de drogues depuis la dernière séance : ❑ Abstinence ❑ Non-abstinence

Alcool ou drogues/Fréquence/Quantité : _____

Objectif(s) de consommation d'alcool ou de drogues :

Participation à la séance de groupe : ❑ Faible ❑ Moyenne ❑ Active

Thérapeutes pour cette séance (pour les séances de groupe seulement) :

Résultat de la séance :

❑ La prochaine séance aura lieu le : _____

❑ Traitement terminé *

❑ Traitement terminé (à la demande du client)*

❑ Traitement terminé (à la demande du thérapeute)*   *feuille médico-administrative demandée

Notes supplémentaires :

_____   _____
Signature/Poste   Date

Exercice de contrôle

J'AI PRIS DE L'ALCOOL OU DE LA DROGUE OU J'AI PENSÉ EN PRENDRE

JE VOULAIS PRENDRE DE L'ALCOOL OU DE LA DROGUE...

lundi

mardi

mercredi

jeudi

vendredi

samedi

dimanche

❏ quand j'ai éprouvé des difficultés

❏ juste par plaisir

❏ par habitude

❏ autre

Mes objectifs pour la prochaine semaine :

❏ ne rien prendre

❏ réduire mon usage

❏ travailler sur un de mes objectifs de vie

❏ autre

❏ j'en ai pris

❏ j'ai fait autre chose

❏ j'ai pensé aux conséquences

❏ j'ai évité d'en prendre

❏ autre

MES OBJECTIFS

LORSQUE J'AI PENSÉ PRENDRE DE L'ALCOOL OU DE LA DROGUE...

0	5	10

Ma semaine a été

atroce   passable   fantastique

Les étapes du changement

1 Je ne suis pas intéressé à changer

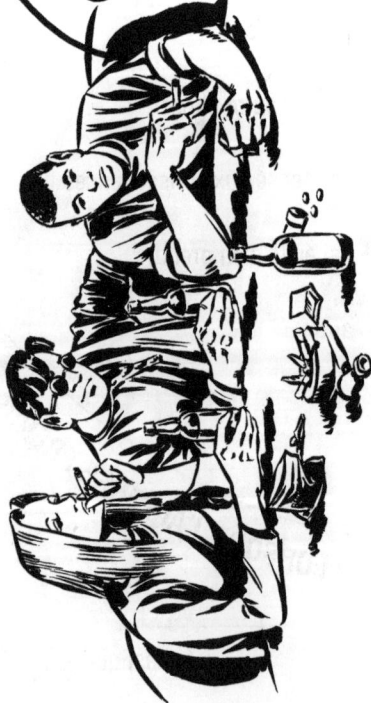

2 Devrais-je rester ou devrais-je partir?
(penser à changer)

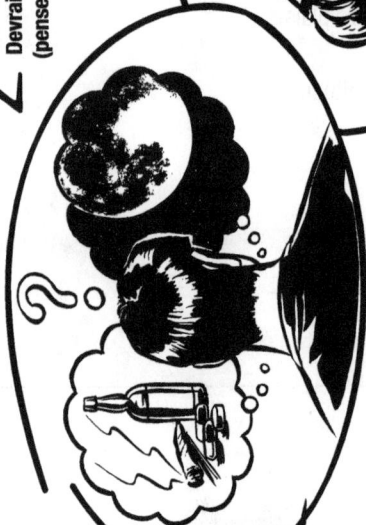

3 Se préparer

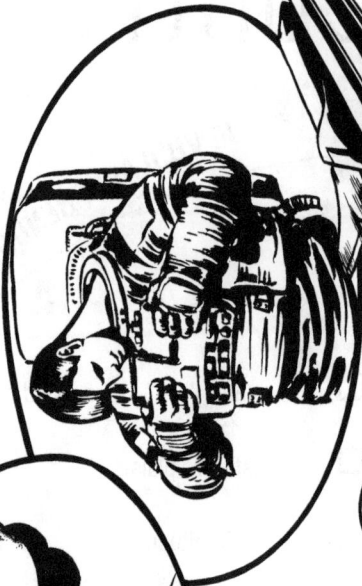

4 Je décolle!
(faire le changement)

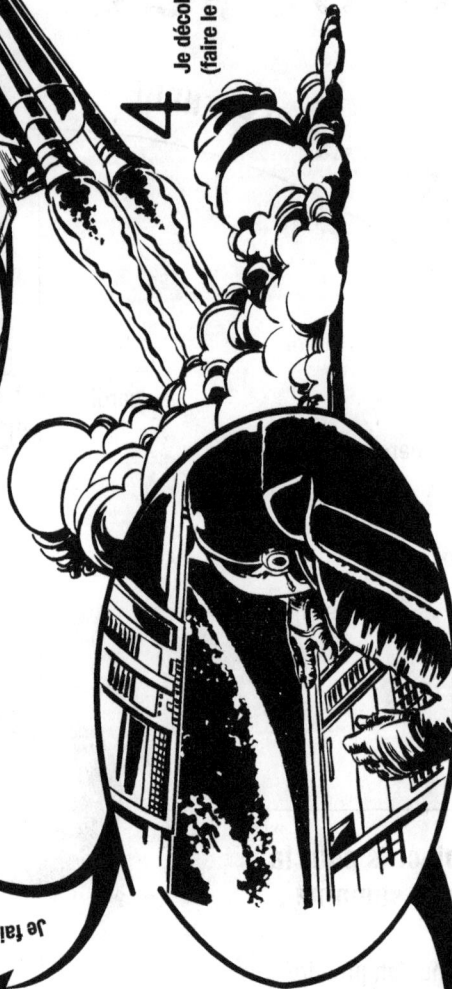

Je fais fausse route

5 Je garde le cap

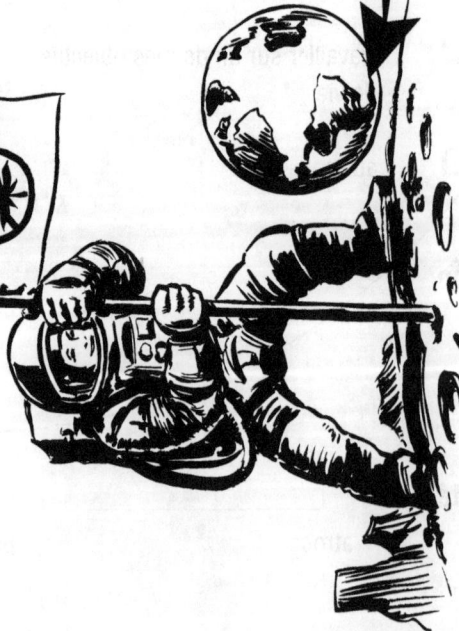

6 J'ai découvert un monde nouveau

Adapté de Prochaska, DiClemente et Rychtarik (1992).

Bibliographie

BERG, I.K. «Solution-focused brief therapy with substance abusers», dans A.M. Washton, éditeur, *Psychotherapy and Substance Abuse*, New York, Guilford Press, 1995.

BIEN, T.H., MILLER, W.R. ET TONIGAN, J.S. «Brief Interventions for alcohol problems : a review», dans *Addiction*, vol. 88, n° 3, 1995, p. 15-36.

DICLEMENTE, C.C. ET HUGHES, S.O. «Stages of change profiles in outpatient alcoholism treatment», dans *Journal of Substance Abuse*, vol. 2, 1990, p. 217-235.

FONDATION DE LA RECHERCHE SUR LA TOXICOMANIE*. *Youth and Drugs : An Education Package for Professionals*, Toronto, Ontario, Fondation de la recherche sur la toxicomanie, 1991.

JANIS, I.L. ET MANN, L. *Decision-making : A psychological analysis of conflict, choice, and commitment*, New York Free Press, 1977.

LAWENDOWSKI, L.A. «A motivational intervention for adolescent smokers», dans *Preventive Medicine*, vol. 27, 1998, p. A39-A46.

MARLATT, G.A. ET GORDON, J.R. *Relapse Prevention*, New York, Guilford Press, 1985.

MILLER, W.R. *Personal Communication at the Motivational Interviewing and Brief Negotiation Workshop*, Albuquerque, Nouveau-Mexique, du 8 au 11 janvier 1999.

MILLER, W.R. ET ROLLNICK, S. *Motivational Interviewing : Preparing People to Change Addictive Behaviour*, New York, Guilford, 1998.

MILLER, W.R. ET ROLLNICK, S. *Série vidéo Motivational Interviewing*, Albuquerque, Nouveau-Mexique, Horizon West Productions, 1998.

MILLER, W.R., ZWEBEN, A., DICLEMENTE, C.C. ET RYCHTARIK, R.G. *Motivational Enhancement Therapy*, Washington, D.C., National Institute of Health, 1995.

MINISTÈRE DE LA SANTÉ DE L'ONTARIO. *Enquête sur la santé en Ontario – supplément Santé mentale*, vol. 1, documentation, Toronto, Ministère de la Santé de l'Ontario, 1995.

PROCHASKA, J.O., DICLEMENTE, C.C. ET NORCROSS, J.C. «In search of how people change», dans *American Psychologist*, vol. 47, 1992, p. 1102-1114.

SANCHEZ-CRAIG, M., ANNIS, H.M., BORNET, A.R. ET MACDONALD, K.R. «Random assignment to asbtinence and controlled drinking : Evaluation of a cognitive-behavioural program for problem drinkers», dans *Journal of Consulting and Clinical Psychology*, vol. 52, 1984, p. 390-403.

SCHULMAN, L. *The Skills of Helping Individuals, Families, Groups and Communities*, 4ᵉ édition, Itasca, Ill., F.E. Peacock Publications, 1999.

SOBELL, M.B. ET SOBELL, L.C. *Problem Drinkers : Guided Self-change Treatment*, New York, Guilford Press, 1993.

STARK, M.J. «Dropping out of substance abuse treatment : A clinically oriented review», dans *Clinical Psychology Review*, vol. 12, 1992, p. 93-116.

STATISTIQUE CANADA. *Guide de l'utilisateur de microdonnées de l'Enquête canadienne sur l'alcool et les autres drogues*, Ottawa, Canada, Statistique Canada, Division des enquêtes spéciales, 1994.

WILKINSON, D.A. ET MARTIN, G.A. *Experimental comparison of behavioural treatments of multiple drug abuse : Brief outpatient self-control training and two broad spectrum residential treatments*, rapport présenté à la 17ᵉ convention annuelle de l'Association for the Advancement of Behavior Therapy, Washington, D.C., 1983.

* La Fondation de la recherche sur la toxicomanie est une division du Centre de toxicomanie et de santé mentale.

www.ingramcontent.com/pod-product-compliance
Lightning Source LLC
Chambersburg PA
CBHW080936040426
42443CB00015B/3442